◎燕京医学流派传承系列丛书◎

徐春军临证经验集

主 编　孙凤霞　王 琮

全国百佳图书出版单位
中国中医药出版社
·北 京·

图书在版编目（CIP）数据

徐春军临证经验集 / 孙凤霞，王琼主编 .—北京：中国中医药出版社，2021.8

（燕京医学流派传承系列丛书）

ISBN 978 – 7 – 5132 – 7084 – 7

Ⅰ .①徐⋯　Ⅱ .①孙⋯②王⋯　Ⅲ .①中医临床—经验—中国—现代　Ⅳ .① R249.7

中国版本图书馆 CIP 数据核字（2021）第 143467 号

中国中医药出版社出版

北京经济技术开发区科创十三街 31 号院二区 8 号楼

邮政编码　100176

传真　010-64405721

山东润声印务有限公司印刷

各地新华书店经销

开本 880×1230　1/32　印张 4.25　字数 92 千字

2021 年 8 月第 1 版　2021 年 8 月第 1 次印刷

书号　ISBN 978 – 7 – 5132 – 7084 – 7

定价　26.00 元

网址　www.cptcm.com

服 务 热 线　010-64405720

购 书 热 线　010-89535836

维 权 打 假　010-64405753

微信服务号　zgzyycbs

微商城网址　https://kdt.im/LIdUGr

官 方 微 博　http://e.weibo.com/cptcm

天猫旗舰店网址　https://zgzyycbs.tmall.com

如有印装质量问题请与本社出版部联系（010-64405510）

编写说明

　　徐春军教授是首都医科大学附属北京中医医院副院长，中华中医药学会肝病专业委员会副主任委员，北京中医药学会肝病专业委员会第六届主任委员，是已故著名中医大家关幼波教授的学术继承人，长期跟随关老出诊，得到关老悉心指导，深得关老真传，从事中医临床工作已30余年，在临床实践中传承关老学术思想的同时，结合自己的临床经验发扬创新，形成独到的治疗肝病学术体系。

　　本书将徐春军教授多年宝贵的临证经验进行整理，具有很好的实用价值。本书共分为两个部分，第一部分为理论部分，详细介绍了徐春军教授的学术思想，其中既有传承关幼波教授的经典学术思想，也包括多年临证积累的代表性学术思想；第二部分为病例部分，共收集徐春军教授门诊典型病例45例，详细记录了就诊过程、辨证治法及处方，并对每个病例进行了分析，体现了徐教授对关幼波学术经验的继承和发展。本书可供中医临床医生及中医院校学生参阅。

目 录

第一章 学术思想

第一节 传承关幼波先生学术思想

关幼波（1913—2005）教授为现代著名中医学家，16岁始师从其父关月波学习中医，27岁独立行医。一生致力于中医事业，行医六十余载，救治病人无数，年逾九旬仍应诊不辍，其高尚的医德、精湛的医术、严谨的治学态度和孜孜不倦的钻研精神称颂于医林，并深受广大病人爱戴，为中医事业的发展和创新做出了巨大贡献，被誉为"中医泰斗""岐黄圣手""一代儒医"，是国家中医药管理局认定的首批全国老中医药专家经验继承工作指导老师。

徐春军教授师承关幼波教授，在长期跟随关老学习和工作的过程中，得关老口传心授，深刻理解并继承关老治疗肝病及其他各种疑难杂症的学术思想，结合自己的临床实践，将关老的学术思想广泛应用于临床。

一、"气血理论"与"十纲辨证"

临床实践中，关幼波教授重视"气血辨证"，将其提高到与"八纲辨证"同等重要的地位，创立并倡导"十纲辨证"，即应用阴、阳、表、里、寒、热、虚、实、气、血十纲来分析和判断疾病。徐春军教授继承关老学术思想，故在临床实践中，特别重视气血的作用，倡导十纲辨证。

1. 疾病发生的根本原因在于气血

决定疾病发生的根本在于机体的内在因素——正气。气血是构成人体的基本物质，维持着机体脏腑、经络、四肢百骸的基本功能。气血代表人体的正气，是决定机体内部平衡的基本因素。气血正常，正气强盛，"病安从来"。反之，气血异常，正气虚衰，为疾病的发生提供了内在根据。气血的异常，即气血的不足或失于调畅，是疾病发生的内在依据。外邪、七情内伤、饮食劳逸等为疾病的发生创造了条件，这些外在因素只有通过气血异常的内在病理变化才能发生疾病。疾病发生的根本原因在于气血异常，病因辨证必然脱离不开气血。

2. 气血的病理变化是疾病发生、发展与转归的基本病理机制

疾病发生、发展、演变的过程中，无论邪正盛衰消长、阴阳失衡、升降出入失常，其基本的病理变化均离不开气血的失调。

疾病的过程及表现出的不同证候，取决于疾病过程中邪正相争、正邪盛衰消长的变化。正气是机体的抗病能力，是以气血为基础的。气血充足调畅，脏腑组织得以充养，功能强健，正气旺盛，则抗病能力强。若气血亏虚，郁滞不通，脏腑失养，功能衰退，正气虚弱，则抗邪无力。邪气则是致病因素。正气增长旺盛，邪气就消退、衰减；邪气渐长亢盛，正气必衰而虚弱。邪气亢盛而正气不虚或正气强而未衰，正邪剧烈抗争，此时正盛邪盛，临床表现为实证。如果治疗调护得当，尚可使气血渐复，脏腑功能逐渐恢复正常，正长邪消，正盛邪退，疾病

向愈。如邪气过盛，攻伐太过，或实证失治日久，气血所伤越重，脏腑所伤越深，正气越亏，正衰邪长，渐转为正虚邪盛，病邪渐进，由浅入深，疾病由实转虚，或虚实错杂，病情发展恶化，疾病迁延难愈，转为慢性，或逐渐过渡到中、重阶段。故气血的充足与功能的协调决定了正气的强盛，邪正盛衰的变化与气血的关系是不可分割的。

阴阳的失调是机体脏腑、经络、气血失调的总概括。人体的脏腑、经络、气血均可以阴阳划分，气血为人体阴阳的主要物质基础，阴阳与气血属性相同。故《血证论》云："人之一身，不外阴阳，而阴阳二字，即是水火，水火二字，即是气血。"《景岳全书》云："人有阴阳，即为气血。阳主气，故气全则神旺；阴主血，故血盛则形强。"阴阳与气血相关，阴阳的失调源自气血的失调。气血失调，则阴阳平衡即被打破，导致脏腑组织功能失常，从而变生他端。所以，阴阳失衡离不开气血失调，两者密切相关。

人体脏腑组织升清降浊、出旧入新维系着正常生命活动，脏腑组织的这种功能活动必依赖于气机的升降出入以维持正常。而气机的这种功能的正常是以气血为物质基础。因此脏腑组织升降出入的活动也是依靠于气血的充足与调畅。如气血亏虚，脏腑升提无力，临床出现脱肛、阴挺。胃气当降，如气机上逆，则胃失和降而上逆，就会出现呃逆、呕吐；气机阻滞，清阳不能上荣头部，则见眩晕、耳鸣；浊阴不降，可见腹胀、便秘、癃闭。因此，升降失常的基本病理过程与气血的异常也是不可分割的。

3. 治病求本，必结合气血

疾病的病因及病机离不开气血，气血失和导致一系列的脏腑经络组织的虚实、寒热、升降出入异常的病理变化。所以从气血角度辨证，可以掌握人体疾病的整体病机。遵循脏腑气血辨证这一思路，通过疏通调和气血来调整脏腑组织功能活动，可使其从病理状态恢复到正常生理状态，正气恢复强盛，邪气得以消散，寒热消解，升降出入和谐，阴平阳秘，疾病向愈。关老在疾病的治疗中，抓住气血这一关键环节，可谓"得其要也"。在具体治疗上，徐春军教授结合关老提出的"治病必治本，气血要遵循"，融各家所长，结合理论与临床实践，形成了自己的特点。

（1）调气血以平为期

"平"包括以下含义：

其一，"平"即平其不平。气血的失调是导致疾病的基本原因。疾病的病机变化，源自气血的病理变化。因此，治疗疾病的整个过程应注意调整气血，纠正其虚实偏差，使之趋于平衡，无盛不衰，充养脏腑，使脏腑能逐渐恢复正常功能，正复邪去，达到阴平阳秘。

其二，调气血用药平和。临床选药多注意药性平稳，药味柔和，配伍组方注意抑其偏盛，防其碍邪，从稳中求效，忌用峻猛、药力太强之品，不伤正气。如温补，不过用温燥助火伤阴之剂。桂、附之品，必紧要之时应用，且症消即止，后期以缓剂图之。补气多用生黄芪、西洋参、沙参、党参，同时常配黄芩、丹皮、生地、白芍等同用，制其温燥。理气时注意不要破气，柴胡用醋制，用枳壳、厚朴、木香、香附等药时，常配以白芍、生地黄，以制其升散，防其伤正气。活血注意不破血，不用莪术、三棱、水蛭、虻虫、䗪虫等，此类药易动血，有引起出血之虞，常选用泽兰、茅根、藕节、生地黄、赤芍等活血凉血兼能调气的药物。

其三，调气血以"通"为平。气血运行周身，时时处于运动状态，因此，临床调气血要顺其性，时时注意疏通。如补气血时，不用纯补、腻补，多用疏补，在补益药中配理气疏导之品，防止郁滞气机，滋腻伤脾碍邪。常配伍砂仁、白梅花、橘红、香附、蔻仁等同用。同时注意调动脏腑自身的能动性，以助气血的疏通，常配伍健脾醒脾之剂，如藿香、山楂、云苓、白术等。补的过程中还应注意结合通调气机，活血化瘀，祛湿消痰，使气血调和畅达，补益药才能更好地发挥作用。止血时，注意止血不留瘀，用药并不是将大队的止血药、炭药堆砌在一起，而是注意选用止血消瘀药。在用止血药的同时，选用或配伍凉血活血养血药，防其留瘀。常用三七粉、小蓟、藕节、仙鹤草、炒地榆、侧柏叶、茜草、槐花等，配合生地黄、丹皮、泽兰、益母草、牛膝等。

（2）调气调血两者不可分

气与血如水与火、阴与阳，为截然不同的概念。因此，诊断上必要明确，治疗上气病当治气，血病当治血，此为治疗原则，不可混淆。如阳虚必温阳，阴虚必养阴。调气血两者不可分，并不是说气血不分，其与气血分别施治的原则含义不同。气血在生理上是相互依存的。气之于血，气能生血，气能行血，是推动血液运行的动力，对血有统摄、约束作用。血之于气，血为气母，血能生气，血能载气。故气为血之帅，血为气之守，气载血而行，血载气而静，气血两相维附，使得脏腑、经络、四肢百骸得到充足营养而各尽其职。气血生理上的相关，决定病理上两者亦是互相影响。气病必及血，血病必及气。如《血证论·吐血》曰："气为血之帅，血随气而运行；血为气之守，气得之而静谧。气结则血凝，气虚则血脱，气迫则血走。"调治气血应在上述大原则的指导下，同时顾及气血之间的病理生理特点，这就是关幼波教授气血同治的思想。

应用于临床治疗，气虚证在补气的同时，配合应用白芍、当归、生地黄等养血活血药。其一，可防止补气药温燥伤及阴血。其二，血为气之母，能载气，补血以生气。其三，气虚生化血液能力必虚，必有血虚，可以直接补血。其四，气虚推动乏力，血行缓慢，易生瘀滞，活血能防瘀消滞。

血虚证，在养血同时常配以党参、白术、生黄芪、砂仁、白梅花、蔻仁补气理气和胃。其一，防治养血药滋腻碍邪。其二，气能生血，助血之化生。其三，健脾和胃，助其化源。

出血者，除止血之外，血上逆者，用牛膝、沉香、旋覆花、生赭石等。血下行者，用生黄芪、升麻、远志、柴胡，取血随气行，故顺其道而行之，有助止血之效。血热者，气血双清，用丹皮、茅根、栀子、黄芩等。气滞者，理气兼活血，因气滞血行必涩滞。血瘀者，活血必理气，在理气中补气。多合用参、芪、白术、黄精、茯苓。行气多合用木香、香附、厚朴、陈皮、沉香、柴胡、枳壳等。

临床关老常喜用一药能气血同调之品，如泽兰、荷梗、藕节、香附、川芎、丹参。在分调气血时，注意药物作用的全面性，如行气时升降同用。如理肺气，麻黄配苏子，使气机上下畅通。活血时，左右上下兼顾，常以泽兰统左右肝脾之血，合用藕节行上下通行之血，使全身之血畅行。总之，在调理气血时，亦重视整体观念，临床视证情决定调气与调血孰轻孰重，或调气以和血，或调血以和气，灵活应用。

（3）调气血注意痰瘀

气血失调是疾病发生的基本病因、病机。疾病的形成与气血病理生理变化密切相关。痰、瘀是气血病理变化的产物。已成之痰、瘀又可以作为新的致病因素反作用于气血，从而加重气血的失调。因此，关老认为痰、瘀在临床上是广泛、普遍存在的。强调气血辨证时应结合痰瘀辨证。治疗上在调理气血的同时结合清除痰瘀，斩草除根，正本清源。对于痰瘀的治疗，首先辨别其不同诱因，明确痰瘀生病还是病生痰瘀，具体情况具体分析，辨证施治，或治已成之痰瘀，或阻断痰瘀的产生，治其根源。同时结合脏腑气血的关系，痰瘀的性质，部位辨证，分证论治。常用法则：燥湿化痰活血，清热活血化痰，温阳活血化痰，润肺活血化痰，息风活血化痰，荡涤顽痰活血，益气活血化痰，理气活血化痰，芳香活血化痰，健脾活血化痰，养血活血化痰，养阴活血化痰，开窍醒脑活血化痰，扶正活血化痰，止血活血化痰，清心活血化痰，疏肝活血化痰，宣肺化痰活血，固肾化痰活血，清肺活血化痰，通脉活血化痰，消癥活血化痰，和胃活血化痰，通腑活血化痰，利水活血化痰，调经活血化痰，通痹活血化痰，活血化痰消肿等。

另外，治痰瘀必须要治气。痰瘀形成的关键在于气机失其调畅，津液血液运行阻滞停积。因此，治疗痰瘀调理气机使其顺畅，津液布散，血液流畅，痰瘀可消。正如朱丹溪所言："善治痰者，不治痰而治气，气顺则一身津液亦随之而顺矣。"张景岳云："血必由气，气行则血行，故凡欲治血，或攻或补，皆当以调气为先。"临床上，关幼波老师除惯以法半夏、瓜蒌、竹茹、礞石、陈皮化痰，以丹皮、生地黄、赤芍、三七粉、西红花、乳香、没药活血之外，多选用痰气同治、气血两调之药为其特色。理气化痰推崇杏仁与橘红、旋覆花与生赭石这两组对药。杏仁苦温，可以下气止咳平喘，和胃润肠消痰。橘红辛苦温，可行气消食宽中，散寒燥湿化痰。两者合用，辛开苦降温通，可行气宽中，升降旁达，调畅气机，断生痰之源，苦燥温散，燥湿化痰，祛已成之痰，共奏理气化痰之功。用于痰气交结病在气分之轻症，无论外感病引起的有形之痰，还是久病、疑难重病的无形之痰，皆可使用。旋覆花苦辛咸，微温。《本经逢原》云："旋覆花升而能降，肺与大肠药也，其功在于开结下气，行水消痰。"代赭石苦寒，《医学衷中参西录》云："赭石……能生血，亦能凉血，其质重坠，又善镇逆气，降痰涎，止呕吐，通燥结。"两药合用，苦辛通降，镇逆行水，软坚消痰，温通血脉，寒热相配，相互制约，为理气降逆、活血化痰的一对良药，用于痰气交阻病在血分之重症。也常与杏仁、橘红相合而用，作用更强。临床上徐春军教授多喜用泽兰、藕节、荷梗、香附、元胡、郁金、丹参、王不留行等，这些药作用缓和平稳，可作用于气血两方面，既能调气又能理血，是理气活血的良药。

"十纲辨证""痰瘀学说"是关老首创与提出的，经徐春军教授发展与实践，临床应用，切实有效。临床辨证以气血辨证为主线，贯穿始终，结合八纲辨证、脏腑辨证，形成对疾病的完整辨证，在临床上有非常重要的指导意义，同时对开拓辨证施治的思路也是一个启示。

二、"中州"理论

"中州"理论是关老核心学术思想之一。由于脾居"中州"，为气血生化之源，五脏六腑之大主，气机升降出入之枢纽，关老在认识疾病病因及治疗疾病过程中，均强调"中州"脾胃的重要作用。关老提倡的"十纲辨证""痰瘀学说"及治病求本的观念与"中州"理论有着密切的关系，特别是在慢性肝病的治疗中，可充分体现关老重视脾胃、顾护脾胃的学术思想。

脾胃为水谷之海，气血生化之源，气机升降出入之枢纽，又为肝病波及之要害。由于慢性肝病多以正虚为主，治疗上关老主张助益脾胃、扶正祛邪为主，调理脾胃之升降，以达到调理气血阴阳的目的，提出"调理肝脾肾，中州要当先"的治疗原则。徐春军教授继承关老学术思想，尤其重视脾胃在肝病治疗中的作用。

1. 健脾益胃以治本

慢性肝病的发生，其内因是脾胃虚弱，气血不足，或情志失调，肝气郁结，肝木克脾土，导致土虚木壅，或久病大病后正气耗伤，脾失运化，加之外感湿热之邪，阻滞脾胃气机之升降，湿热之邪蕴结在里，困遏脾胃，或饮食失节，损伤脾胃，湿热内生，郁蒸肝胆。其病机总以脾胃不足、中州失运、湿热阻滞为要。治疗当以健脾益胃为本，以杜绝湿热生化之源。治疗又分为益脾气、温脾阳、养脾胃之阴等方法。

2. 调补脾胃，运脾与开胃并重

慢性肝炎，多会出现脾失健运，胃失和降的证候，其本在于脾胃之气血阴阳不足，益脾胃之阴阳气血，为治疗脾虚之本的方法。然胃纳与脾运关系至密，胃不受纳，则脾亦失健运，脾之健运不足，胃亦不能受纳，慢性肝炎多强调运脾与开胃并重。在健运脾胃的基础上，采用开胃之法，常用的开胃法有：

（1）芳香开胃法：多用于寒湿秽浊之邪，阻滞胃气，导致脾失健运，常用的药物有藿香、佩兰、蔻仁、陈皮、木香、砂仁等。

（2）养阴开胃法：多用于胃阴不足证，症见胃脘灼热、不思饮食、口干便结、舌红苔少等，常用药物有北沙参、麦冬、玉竹、白芍、石斛等。

（3）苦寒开胃法：对于胃火较重兼有湿浊者，常用苦寒开胃法，药用黄连、黄芩、蒲公英、草河车等。

脾之性恶湿喜燥、恶凉喜温，因此健脾之药多用甘温益阳、燥湿行气之法，常用药物有党参、白术、茯苓、干姜、扁豆等。脾主运化，所谓运脾，即促进脾之运化，使动而不息，运化不止，常用药物有苍术、麦芽、生山楂、鸡内金、神曲等。临床上，在对慢性肝炎的治疗中，醒脾开胃与健脾运脾多配合运用，方可取得较好的疗效。

3.升脾降胃，调畅气机

由于脾胃居中焦，具冲和之性，通连上下，是气机升降之枢纽，具有"脾宜升则健，胃宜降则和"的生理特点，因此通畅是脾胃的基本功能特点。临床上，关老多把脾胃的升降功能与其他脏腑的升降功能相联系，突出脾胃为升降功能中枢的同时，兼顾肝之升发、肺之肃降、肾水之上济、心火之下交，调理周身脏腑气机的升降出入。由于慢性肝炎患者以脾胃虚弱为其内因，加上邪侵、湿阻、食积、血瘀和郁热等病理因素的影响，多会出现脾胃升降失和，进一步导致周身气机的阻滞、逆乱，因此调理中州脾胃的升降在慢性肝炎的治疗中是一个非常重要的环节。关老在临床辨治中多运用条达肝木与升清降逆相结合的治疗方法，在补中益气、升脾胃清阳的同时加枳实、佛手、大腹皮之属，使之升中有降，以达脾胃升降平衡之目的。

临床上，调理脾胃之升降，关老最善用旋覆花、代赭石、杏仁、橘红，取其降逆化痰、理气和胃之效。旋覆花苦辛性温，下气化痰，代赭石甘寒质重，善镇冲逆，可奏下气降逆止噎之功，二者一花一石，性皆下行，相互为用而又相互制约，以顺胃气下降之性。杏仁、橘红化痰浊，行气开胃，济生橘杏丸由橘红、杏仁两味药物组成，为治老人气闭，大腑不通而设，关老取此两味药化痰浊、通肠腑、降逆气，与旋覆花、代赭石配合，共奏降胃气、通肠腑之效。

三、痰瘀学说

痰与瘀均为机体病理产物，其性属阴，古人有"痰瘀同源"之说。如果调治失当，必然对机体造成新的危害，使疾病缠绵难愈，所以将痰瘀学说有机地结合起来以指导临床治疗，其意义相当重大。

痰有狭义及广义之分。广义之"痰"指人体气血不和所引起的水液代谢失调的病理产物；狭义之"痰"是指咳嗽时咳吐的痰涎。而痰的生成原因是多方面的，如脾不健运，肾气不足，津液不能正常输布，或肺气受阻，不能通调水道，则三焦气化失司，水液停留积聚，稀薄者为饮，凝结稠浊者即为痰，即所谓津液有余而生痰。肝肾阴亏，液稠重浊，气催不动，流行不畅，而生痰。另外各种因素引起的气虚，气化不利，气不运行，推动不利，津液流缓，怠惰沉积，也可生痰。概括起来说，一切内外因素所引起的人体气血不和，脏腑功能失调，三焦气化不利为生痰之本，关键是气机不利，津液运行不畅，不能正常输布，水液不能发挥其正常功能，停蓄留滞，凝结稠浊，胶固成形，即为痰。

在生理情况下，血在气的统帅下，畅行脉中，循其常道，有约束，有规律地输布流动，环行无端，"循经"而行。如果某种因素如气滞、寒凝、热灼、久病等影响了气血的流动，或使气与血发生了质与量的变化，气血"循经"而行发生障碍，开始或为血流缓慢（即"血滞"或"血不和"），继而郁积不散，形成"血郁""蓄血"，而后凝结成形，即为瘀血。而瘀血既成，阻隔脉络，新血虽然循经源源而来，但由于瘀血的阻挡，不能循其常道川流而去，血即止，气也不能行，气血逆乱，以致逆经决络，溢出脉道。或不慎外伤，脉络破损，血液离经外溢，均可造成出血。溢出脉道之血，不论能否排出体外，统称为"离经之血"，也称为瘀血。同时关老师认为，"瘀"既是病理产物，又可作为病理因素而导致其他疾患，即所谓"怪病责之于痰"，"怪病责之于瘀"，"痰火所以生异症"，"一切怪病，此皆痰实盛也"，"瘀血不去，新血不生"，"瘀血不去，新血不宁"。但二者的形成皆与气之病理相联系（痰→气→瘀），所以痰与瘀也构成了相辅相成的辩证关系。

病之形成，必由气及血。气不行则血行也不畅，而气滞则痰生，痰瘀互结，才是疾病难以向愈的根本所在，所以活血化痰的法则一定要贯穿治病的全过程。

治痰法则较为宽泛，可概括为四点：见痰休治痰，辨证求根源；治痰必治气，气顺则痰消；治痰要活血，血活则痰化；怪病责于痰，施治法多端。

治瘀法则也可归纳为四点：见瘀休治瘀，辨证求根据；治瘀要治气，气畅瘀也去；治瘀必化痰，痰化血亦活；急则治其标，固本更重要。

第二节　肝脾理论在中医肝病中的应用

五脏相关理论是中医经典理论，其理论渊源甚古。《素问·玉机真藏论》云："五脏相通，移皆有次，五脏有病，则各传其所胜。"即提出脏腑间在生理上相互联系，病理上按照相克次序传变。肝脾相关理论，是中医学五脏相关理论的重要组成部分，阐述的是肝脾两大功能系统在生理功能、病理传变等方面的密切关系。

目前常见的肝病有病毒性肝炎、药物性肝损伤、脂肪肝、自身免疫性肝病及各种原因导致的肝癌、肝硬化等，中医归属为胁痛、黄疸、鼓胀、积聚等病证。中医肝病作为直接与肝脏相关的疾病，在疾病的病因病机、治疗等方面均与肝脾理论息息相关。徐春军教授提倡将肝脾理论更深入地应用到肝病的中医治疗中。

一、肝与脾的生理、病理联系

生理上，二者的联系包括气、血两方面。

脾土居中焦，司升降之职，具坤顺之德而行乾健之功，《素问·六微旨大论》云："出入废则神机化灭，升降息则气立孤危。"可见气的升降作用对人体的重要性。脾则是气机升降的枢纽，其斡旋于五脏六腑之间，平衡升与降、出与入两对截然相反的气机运行方式，维持脏腑气机的正常运行。同时肝主疏泄畅达中州，其性升达，五行属木，脾胃运化和升降功能有赖于肝气正常的疏泄。肝的疏泄功能正常，气机调畅，则脾胃升降有序，运化功能健全，正如张锡纯在《医学衷中参西录》中所云："人之元气，根基于肾，萌芽于肝，脾土之运化水谷，全赖肝木之升发疏泄而后才能运化畅达健运。"故曰："土得木而达。"此为肝脾在气机上的联系。

脾为后天之本，气血生化之源，脾气健运则生化有源，气血充足。肝为阴脏，多血而少气，体阴而用阳，得脾生化之气血，方可肝血充足，肝阴得养，才能制约肝阳，防其太过，而使肝气冲和条达，正所谓"养血柔肝"。同时脾胃运化五谷精微，滋养肝络，肝络得养，方能正常发挥作用。《素问·经脉别论》云："食气入胃，散精于肝，淫气于筋。"就整体来说，肝主藏血，脾主统血，藏血和统血的相互协调，共同维持血的生成与运行。此为肝脾在调血上的联系。

总地来说，肝与脾在气血的生成与运行上互依互用、相辅相成，可谓"疏运互用，藏统协调"。

病理上，肝脾两脏相互传变。

肝病可以传脾，历代医家对此认识颇为丰富。《难经·七十七难》云："肝病当传之于脾，故先实其脾气。"从预防病情传变的角度来说明肝脾之间的病理关系。张景岳云："怒气伤肝，则肝木之气必侵脾土，而胃气受伤。"叶天士云："肝病必犯脾土，是侮其所胜也。"所以在治疗上叶天士提出："补脾必以疏肝，疏肝即以补脾也。"

脾病也可以传肝。《张氏医通》言："单单腹胀久窒，而清者不升，浊者不降，互相结聚，牢不可破，实因脾胃之衰微所致。"指出积聚病实因脾胃虚衰，升清降浊失司，日久清浊不分，互相结聚所致。

肝脾亦能相互影响，同时发病，形成肝脾同病之证。《医门法律·胀病论》曰：胀病亦不外水裹、气结、血瘀，三者互为因果而形成恶性循环，以致正气日衰，膨胀日甚。指出肝硬化腹水主要是由脾虚或肝病传脾，脾虚不运，导致水裹、气结、血瘀相兼为患，同时三者又影响肝脾正常功能，使肝脾之病日甚，即"正气日衰，膨胀日甚"。

二、肝病与脾的联系

临床上，肝病与脾病互为因果、互相影响。

脾功能失调对肝病有重要影响。中医肝病大家关幼波认为，肝病的发生主因外感、内伤两因素。外感因素包括六淫、疫疠；内伤因素则主要是脾土不足、瘀血、痰饮等。而急性肝病转化为慢性肝病的过程中，最重要因素即是正气不足。正如薛己所云："人体脾胃充实，营血健壮，经隧流行而邪自无所容。"在肝病中常见各种因脾功能失调所致证型，如肝郁脾虚、肝脾不和、脾肾阳虚等。徐春军教授主持的课题研究数据表明，仅肝郁脾虚证型在慢性病毒性肝炎患者中所占比例即达到38.1%。

1998年，Marshall 首先提出"肠 - 肝轴"学说，该学说指出，肠屏障是肠道能防止肠腔内细菌、毒素、抗原等穿过肠黏膜进入血液循环的结构和功能的总和，分为机械、免疫、生物和化学屏障，肠道屏障受损后，细菌易位，内毒素进入门静脉系统，激活肝脏库普弗细胞等，进而释放一系列炎症因子，造成肝脏免疫损伤及炎症反应。酒精性或非酒精性脂肪肝、肝硬化等肝脏疾病，其发生、发展都与肠 - 肝轴有着密切关系。现代脾本质的研究发现，脾气虚与胃肠运动功能、胃肠黏膜及胃肠分泌物的改变有关。对脾虚大鼠模型小肠黏膜病理检查可见肠腔不同程度扩张，黏膜绒毛发育有差异，以淋巴细胞为主的炎性细胞浸润，深层腺体和绒毛上皮之间杯状细胞少见。对脾阳虚大鼠小肠黏膜病理学观察亦可见细胞及细胞器的形态改变。现代研究说明，脾功能的失常明显改变肠道环境，造成肠屏障破坏，通过"肠 - 肝轴"，进一步影响肝病的发生于发张。

同时，慢性肝病迁延日久，肝失疏泄，肝气郁结，气机不畅，影响到脾胃气机的升降和脾的运化功能，肝病及脾，而见一系列肝郁脾虚的临床证候，如食欲减退、周身乏力、腹胀闷、大便溏等，严重者致脾虚不运，水湿内停，日久发为水臌。

由此可见，脾在肝病中的作用非常重要，脾虚是贯穿肝病始终的病理因素，肝病治疗过程始终都应注重"实脾"，古人之言，实不我欺。

三、肝病治脾的临床应用

对于肝病的治疗，古今医家论述颇多，虽有"见肝之病，当先实脾"之说，但临床施药时仍多着眼于肝，治疗亦以调肝为主，多治以清利肝胆湿热，或疏肝解郁，或补养肝阴，总不离乎肝。中医学家邓铁涛曾提出"五脏相关学说"，该学说指出，慢性肝炎、肝硬化患者除有胁痛、胁部不适、头晕失眠等肝郁的症状外，大都还有倦怠乏力、食欲不振、肢体困重、恶心呕吐、腹胀便溏等一系列脾虚不运的症状；提出该病病位不只在于肝，更重要在于脾，应属肝脾同病而以脾病为主之证；提倡运用肝脾相关理论治疗肝病，更自拟"慢肝六味饮""软肝煎"等治疗肝硬化的方剂，取得较好临床疗效。这是肝脾理论应用于中医肝病的重要发挥。

关幼波教授"中州理论"也是肝脾理论的延伸。脾居中州，为后天之本，气血生化之源，运化之枢纽，又为肝病波及之要害，临床辨治当加以重视。在药物的应用上，徐春军教授强调需辨证施治。

若证属脾呆，症见无食欲但尚能进食，食不知味，舌苔白或腻，治宜芳化醒脾，促进脾运，药用藿香、佩兰、砂仁、蔻仁、杏仁、厚朴花等。

若证属脾湿，症见食欲不振，中满，口干不欲饮，四肢倦怠，大便溏，舌苔白，治宜祛湿调脾，药用杏仁、橘红、法半夏、茯苓、生薏米、木瓜、佛手等。

若证属脾热，症见多食善饥，或不欲进食，恶心，厌油腻，口苦，或口中黏滞不爽，大便黏腻不畅或干燥，舌苔黄厚，治宜清热理脾，药用黄连、黄芩、大黄、枳实、白头翁、秦皮、生石膏、薄荷等。

若证属脾虚，症见面色萎黄，不思饮食，消瘦，腹泻或便溏，完谷不化，舌色淡体胖，边有齿痕，治宜健脾补气，药用党参、白术、苍术、生黄芪、山药、莲肉、诃子肉等。

若证属脾寒，症见形寒肢冷，或见浮肿，口泛清水，脘腹隐痛，喜温喜按，女子白带清稀量多，舌质淡，脉沉弱无力，治宜温散脾寒，药用白术、附子、干姜、沉香、乌药等。

若证属脾胃失和，症见食后腹胀，能食不能化，脘腹胀满，大便量多，舌苔白，治宜调理脾胃，药用莱菔子、焦槟榔、木香、砂仁、厚朴、麦芽、炒谷芽、神曲、生山楂等。

若证属肝脾不和，症见胸胁胀满，食后呃逆，吞酸，胁痛，舌苔白腻或黄厚，脉弦滑，治宜平肝和胃，药用旋覆花、生赭石、藿香、蔻仁、当归、白芍、香附、青皮、陈皮等。

肝脾各自的生理功能和病理特点，决定了肝与脾之间密不可分的联系，结合现代医学来看，肝脏与糖类、蛋白质、脂肪代谢密切相关，人体三大类有机物，是人体能量的主要来源，其生成、贮藏、转化等均与肝脏密切相关。从中医来说，脾主运化水谷精微，水谷精微是维持精、气、血、津化生的主要物质，是人体生命活动的动力，其滋养四肢及清窍。现在看来，水谷精微即泛指人体消化吸收的营养物质，糖类、蛋白质、脂肪是其重要组成部分，其运化在中医学则属于脾的功能。中医理论中脾脏的功能与现代医学中肝脏的功能在此发生融合，是肝脾相关理论的另一种阐释。

肝脾理论对当今临床具有重大的指导意义，对中医肝病的治疗更是有重要意义。

此外，在肝病治疗过程中，一定要注意顾护脾土。我国病毒性肝炎患者众多，中药抗病毒多用大量清热解毒药物，其性多苦寒，久服必败坏脾胃，临床治疗时更应注意寒凉药物的用量，同时加用健脾药物。在治脾的过程中亦不应一律健脾益气，还应根据辨证用药，证属脾呆则芳化，证属脾湿则祛湿。

肝脾理论不仅可应用于肝病的治疗，还可应用于肝病的预防及起居调摄。肝病患者应规律作息，禁食生冷、辛辣、油腻之品，饮食宜清淡。注意顾护脾胃，可明显改善预后。

四、病案举例

患者岳某，男，78岁，就诊日期：2019年4月。

主诉：丙型肝炎40余年，右胁阵发胀痛1年余。

现病史：患者既往慢性丙型肝炎40余年，曾行干扰素抗病毒治疗（具体药物种类、疗程不详），后因不能耐受药物副作用停药。现诉右胁阵发胀痛，周身乏力，神疲倦怠，食欲不振，食后脘腹胀满，大便黏腻，排出不畅，眠差多梦，小便黄。刻诊：面色无华，语声低微，舌暗淡，苔白腻，边有齿痕，脉弦细。

辅助检查：2019年4月北京中医医院肝功能系列检查：谷

丙转氨酶 102.9IU/L，天冬氨酸氨基转移酶 120.8IU/L，谷氨酰转肽酶 92.5IU/L，其余生化指标未见异常。丙型肝炎病毒 RNA 定量 7.25×10^5 copies/mL。

西医诊断：慢性丙型病毒性肝炎。

中医诊断：胁痛病，脾虚肝郁，肝胆蕴热，兼有血瘀证。

立法：健脾疏肝，清热活血。

处方：党参 15g，生黄芪 30g，炒白术 20g，藿香 10g，茯苓 10g，山药 10g，草豆蔻 6g，当归 10g，郁金 10g，苦参 15g，草河车 10g，小蓟 15g，赤芍 10g，槟榔 10g，炒枣仁 15g，白英 10g，泽兰 15g，桃仁 10g。每日 1 剂，水煎 400mL，早晚分两次服，每次 200mL。

2019 年 5 月复诊：右胁胀痛、脘腹胀满较前缓解，乏力减轻，眼干涩，舌暗淡，苔白，脉弦细。前方去槟榔，加菊花 10g，枸杞子 10g，继服。

2019 年 6 月复诊：右胁胀痛、脘腹胀满明显缓解，无明显乏力，食欲增强，眠可，二便调。舌尖微红，苔白，脉细。6 月 2 日检查结果：谷丙转氨酶 63.0IU/L，天冬氨酸氨基转移酶 67.0IU/L，谷氨酰转肽酶 64.0IU/L，丙型肝炎病毒 RNA 定量 $< 10^3$ copies/mL。前方去党参，加炒栀子 10g，继服。

分析：患者久病，疫疠邪毒侵袭肝脏，肝失疏泄，气机不畅，而发为胁痛。且疫疠之邪最易蕴毒化火，耗气伤血，脾土受损，运化失司，四肢及清窍失养，故见食欲不振，脘腹胀闷，乏力倦怠。气为血之帅，气滞则血瘀，肝病日久必见血瘀，故见舌色暗。治疗当以健脾益气为主，理气、活血、清热为辅。本方中党参、山药益气补脾，茯苓淡渗利湿健脾，白术燥湿健脾，草豆蔻行气燥湿、和胃健脾，藿香发散醒脾，生黄芪培补中气，以上均为从脾论治药物。配伍当归、赤芍、泽兰、桃仁补血活血，郁金理气止痛，苦参、小蓟、白英、草河车清热利湿，槟榔理气除胀，炒枣仁敛阴安神。临证加减，注重顾护脾胃，共奏健脾疏肝、清热活血之效。

第二章 专病论治

第一节 顽固性腹水

肝硬化失代偿期会有部分病人出现顽固性腹水，顽固性腹水严重影响病人的生活、治疗和预后，潜在感染风险，是临床亟待解决的问题之一。对于顽固性腹水的定义，国内外指南均有提及。

2018 年 EASL 发布的指南《Clinical Practice Guidelines for the Management of Patients with Decompensated Cirrhosis》中推荐的肝硬化顽固性腹水诊断标准为：①大剂量利尿剂（螺内酯 400mg/d，呋塞米 160 mg/d）和限钠饮食（氯化钠低于 5g/d）治疗至少 1 周无应答；②出现与利尿剂相关的严重并发症或不良反应。

国内诊断标准在利尿剂剂量方面与国外有差别，2017 年发布的《肝硬化腹水及相关并发症的诊疗》中推荐的诊断标准如下：①大剂量利尿剂（螺内酯 16 0mg/d，呋塞米 80mg/d）治疗超过 1 周或间断行放腹水联合白蛋白治疗 2 周腹水无明显变化；②出现不易控制的与利尿剂相关的并发症或不良反应。

一、病机认识

中医对顽固性腹水亦有深刻的认识。肝硬化腹水在中医属"鼓胀"范畴,古代医籍多有论述,本病在古代文献中亦称水蛊、蛊胀、膨脝、蜘蛛蛊、单腹胀等。"鼓胀"病名,首见于《黄帝内经》。此后历朝历代医家对鼓胀病因病机皆有论及,且逐渐丰富。总体来说,中医认为鼓胀常与酒食不节、情志所伤等有关,导致黄疸、胁痛、积聚等病迁延日久,使肝、脾、肾三脏功能失调,气、血、水等病理产物相互搏结,停于腹内,以致腹部日益增大而成病。

徐春军教授认为,本病的实质为"本虚标实"。水湿内停的原因主要是由于正虚导致的肝郁血滞,中州不运,湿热凝结成痰,瘀阻血络等,更由于肝、脾、肾三脏功能失调,三焦气化不利,气血运行不畅,水湿不化,聚而成水。若水蓄日久,或本病湿热未清,蕴毒化热,湿热熏蒸,或见发热,或并发黄疸,严重时痰热互结,蒙蔽心包,也可出现神昏、谵语等肝昏迷之危候。其标实有气滞、血瘀、水停等;本虚有脾气虚、气阴两虚、脾阳虚、脾肾两虚、肝肾阴虚的不同。因此,其主症虽然都以腹大如鼓、胀满不适为主,但临床表现多有差异,临证时应注意辨别标实与本虚的主次。

1. 辨标实

偏于气滞者,兼次症常有两胁胀满,善太息,嗳气,或得矢气后腹胀稍缓,口苦脉弦等;偏于血瘀者,兼次症常有四肢消瘦,腹壁脉络显露,胁下或腹部痞块,面色黧黑,面颊、胸、臂血痣或血缕,肌肤甲错不润,手掌赤痕,唇及爪甲色黯,舌边尖瘀点、瘀斑等;偏于水停者,兼次症常有腹胀之形如囊裹水，或腹中有振水音，周身困乏无力，溲少便溏，或有下肢浮肿等。

2. 辨本虚

偏于脾气虚者，兼次症常有面色萎黄，神疲乏力，纳少不馨，舌淡，脉缓等；偏于气阴两虚者，兼次症除脾气虚症状外，还可见口干不欲饮，知饥而不能纳，形体消瘦，五心烦热，舌红体瘦而少津等；偏于脾阳虚者，兼次症常有面色苍黄，畏寒肢冷，大便溏薄，舌淡体胖，脉沉细无力等；偏于脾肾阳虚者，兼次症除有脾阳虚症状外，还可见腰膝冷痛，男子阴囊湿冷，阳痿早泄，女子月经延期，量少色淡等；偏于肝肾阴虚者，兼次症常有头晕耳鸣，腰膝酸软，心烦少寐，颧赤烘热，齿鼻衄血，舌红少苔，脉弦细而数等。

本病为本虚标实之证，总以攻补兼施为治则。临床应按照气滞、血瘀、水停、正虚的不同侧重，在理气消胀、活血化瘀、利尿逐水、扶正培本诸法中偏颇，早期以祛邪为主，中期和晚期均宜攻补兼施，中期以利水消胀为目的，晚期应重视严重并发症的防治。

标实为主者，当根据气、血、水的偏盛，分别采用行气、活血、祛湿利水或暂用攻逐之法，同时配以疏肝健脾；本虚为主者，当根据阴阳的不同，分别采取温补脾肾或滋养肝肾之法，同时配合行气活血利水。

二、治疗要点

临床上肝硬化腹水病人经过多种方法治疗而腹水难以消退的情况多见，常达到顽固性腹水诊断标准，属危症重症之一。徐春军教授经过长时间的临床探索，总结出顽固性腹水治疗经验，主要有以下几点：

1. 注重补气在利水中的作用

肝硬化腹水的病理实质是本虚标实，气虚血滞。气为血之帅，气虚则血无以帅行，血行不畅而滞留经脉，气血不行则水湿难化。在临证时患者多伴有面色黄、体瘦、语声低微、气息短促、乏力、腹胀大、肢肿、脉沉细无力等症，可见正气亏虚在腹水产生过程中居主导地位，所以治宜补气与利水并用，使之气足血行而水化。补气法的代表药物为生黄芪，常用量30～60g，最大量可达120g。

顽固性腹水病人若腹水日久，在重用生黄芪的同时可配合党参、当归、白芍等补气养血药物，可促使肝功能逐渐恢复正常，腹水稳步消退，实由培补气血之功。

2. 注意疏利三焦以行水

腹水的产生源于气血运行不畅，气郁血滞，肝、脾、肾三脏功能失调，以致聚水而胀，而三焦气化不利为其水蓄的直接因素。三焦所以能发挥有效的决渎作用，排泄水液，与肺、脾、肾的生理功能密不可分，三脏功能的正常和协调，是维持三焦决渎功能的重要保障。若肺气失于宣达肃降，或脾运不健，或肾气开阖不利，三者中任何一脏功能障碍，均可能影响三焦决渎。所以水的代谢，"其源在脾"，"其布在肺"，"其司在肾"，治水之法在于疏利三焦。

若患者上有胸水，中有腹水，下肢浮肿，属于水湿弥漫三焦，治疗时可用葶苈子、杏仁宣通肺气，白术、茯苓、大腹皮健脾运气，防己、肉桂、车前子、猪苓等温肾通关以利下焦，冬瓜皮、冬瓜子并用通利上下，诸药共起疏利三焦作用。

3. 重视活血化痰以助利水

腹水的产生阶段为肝硬化的失代偿期，而肝硬化的形成多与病毒性肝炎有关，所以其病机由湿热转化而来。湿邪困脾，脾困日久，运化失职，转输无权，正气亏耗，则脾气虚衰，正气不行，浊气不化，湿浊顽痰凝聚胶结。另外，热淫血分，伤阴耗血，更由于气虚血滞，以致瘀血停留，着而不去，凝血与痰湿蕴结，阻滞血络则成痞块，进而凝缩坚硬，推之不移。脉道受阻，则络脉怒张，青筋暴露。所以气虚血滞、痰浊内阻为肝硬化之本，故而活血化痰要贯穿肝硬化治疗的始终。徐春军教授认为，活血化痰应用与否直接关系到腹水的消退和病情的稳定。

肝硬化顽固性腹水临床表现复杂，个体差异大，各辨证分型之间相互错杂，相互转化，这就需要在辨证时分清本虚与标实的主次，同时在辨证论治的基础上注重补气、疏利三焦、活血化痰等方法的应用，往往取得意想不到的疗效。

第二节　黄　疸

徐春军教授在继承关幼波治黄临床经验的基础上，结合多年肝病诊疗实践，形成了系统的中医诊疗经验。

一、辨证要点

1. 辨阳黄、阴黄、急黄

阳黄多由湿热之邪所致，其黄色泽鲜明如橘，伴发热，小便短赤，大便燥结，舌红，苔黄腻，脉弦滑数。阴黄由脾胃虚寒，寒湿内阻，或肝郁血瘀所致，其色虽黄，但色泽晦暗，伴脘腹痞闷，畏寒神疲，气短乏力，舌淡白，苔白腻，脉濡缓，或舌质紫暗有瘀斑，脉弦涩。急黄则由疫毒引发，热毒炽盛，营血耗伤，其起病急骤，色黄如金，伴神昏谵语，壮热烦渴，舌质红绛，脉弦细数或洪大等。

2. 辨阳黄之湿与热

阳黄虽由湿热所致，然有偏重于热、侧重于湿之分，故于阳黄证中应再辨湿、热之孰重孰轻。热重于湿者，身目俱黄，色泽鲜明，发热口渴，大便燥结，舌苔黄腻，脉弦数；湿重于热者，身目俱黄，色泽不如热甚者鲜明，头身困重，胸满脘痞，舌苔白腻微黄，脉弦滑；湿热并重者，常见黄疸重，尿黄赤，纳少倦怠，苔黄腻，脉滑数。

其次，要辨湿热之部位。上中下三焦，孰轻孰重，部位明了以后，方可选择祛除湿热之途径。不过，湿热交结，先犯中州，势必枢机不利，上下不通，故阳黄一证，中州受困，常是主要表现。

湿热偏于中上焦，症见头晕，头痛，心烦懊恼，呕吐频作。偏于热者，头痛较甚，渴而思冷饮，身发热；偏于湿者，头目昏眩，身重嗜卧，口干不欲饮。治宜理脾和中，芳香化浊，而清热祛湿各有侧重。

湿热偏于中下焦，蕴结膀胱者，多见小便黄赤而频急或痛；蕴结大肠者多见大便黏滞或里急后重。治宜清利湿热，尤重利尿，所谓"治黄不利水，非其治也"，通利二便，为其大法。

湿热弥漫三焦，不仅上、中、下三焦证候俱见，且病情严重，甚或湿热蒙蔽心包。治宜清热利湿，佐以凉血解毒，清心开窍。

3. 辨阴黄之寒湿与血瘀

阴黄证有脾胃虚弱、寒湿内阻与肝郁血瘀、胆液失泄两类，故应辨别。凡因脾胃虚弱，寒湿内阻者，黄色多晦暗不泽，或如烟熏，神疲畏寒，舌苔白腻，脉濡缓；瘀血阻滞，胆液失泄者，色黄而晦暗，面色黧黑，舌质紫暗，多见瘀斑，或见胁下积块，脉弦涩。

二、治疗要点

1. 着眼虚实巧去黄

黄疸初期以实证为主，治疗重在攻逐体内邪气，据其邪气特性，采用相应的治疗方法。阳黄证以清热利湿为主，通利二便是驱逐体内湿邪的主要途径。《金匮要略·黄疸病脉证并治》篇称"诸病黄家，但利其小便"。阳黄证无论湿热之轻重，苦寒攻下法的应用均有利于黄疸的消退，但须中病即止，以防损伤脾阳。急黄证的治疗以清热解毒凉血为主，并随病证之变化，择用攻下、开窍之法。阴黄证之治疗则依据寒湿或血瘀的病机特性，分别采用温化寒湿、化瘀退黄之法。虚黄的治疗以健脾生血柔肝为原则。黄疸的中末期治疗应重在健脾疏肝、活血化瘀，以防黄疸转生积聚、鼓胀，而先安未受邪之地。

2. 扶正祛邪贯始终

黄疸证发病的主要机理是内外合邪，正邪交争，致使病证加重，故邪之进退，直接影响黄疸的发展及机体的康复。治疸之则，当知邪正，当权轻重，祛邪与扶正，其关系处理得当，常是治疗成功的关键。

3. 治黄三法有发挥

徐春军教授将治血、解毒、化痰三法广泛应用于黄疸的中医治疗，取得良好的效果。

黄疸之湿热，必蕴血分。病在百脉，故宜治血。在辨证用药基础上加活血药，不但可以加快黄疸的消退，有利于肝脾肿大的软缩，还可以帮助肝功能的恢复和有效缓解肝区疼痛。黄疸湿邪入血，若不加活血之品，犹如隔靴搔痒，无济于事。根据患者证候，或凉血活血，或养血活血，或通经活血，或诸法配合。常用活血药有泽兰、赤芍、丹参、红花、益母草、藕节等。

治黄需解毒。尤其是湿热久羁或兼感疫毒患者，解毒之法，所在必需。常用解毒六法包括清热解毒法、化湿解毒法、凉血解毒法、通下解毒法、利湿解毒法、酸敛解毒法。常用药有双花、连翘、公英、地丁、野菊花、草河车、栀子等。

治黄需化痰。湿热生痰，痰瘀于胆，便使肝之血脉流通受阻，出现黄疸加重。化痰散结，可消除凝滞之湿热，痰滞得通，则痰热得清，黄疸易消。化痰法多与健脾、行气、消食、活血、清热、燥湿诸法配合。常用药有杏仁、橘红、半夏、瓜蒌、竹沥、天竺黄等。

第三节　乙肝肝纤维化

抗肝纤维化一直是肝病领域的研究热点。徐春军教授从事肝病专科临床工作 30 余年，积累了丰富的中医治疗肝纤维化经验。

一、病机认识

不同病因引起的肝纤维化的结构改变是相似的，但其病机演变特点稍有不同。目前我国引起肝纤维化最常见的疾病为乙型肝炎，徐春军教授在传承关老学术思想的基础上，结合自己多年临床实践，认为"虚、毒、瘀、痰"是贯穿慢性乙型肝炎肝纤维化病程的共同病机。

邪正相争的结果决定了疾病的走向。以乙肝为例，正气充足的人感染了乙肝病毒，自愈的概率更高，正气亏虚的病人则容易迁延难愈，正如《素问》所云"邪之所凑，其气必虚"，"正气存内，邪不可干"。研究数据表明：急性乙型肝炎转为慢性肝炎的总体进展率为5%～10%，风险与感染年龄成反比；90%的围生期感染、20%的儿童期感染以及低于5%的成人感染会发展为慢性。免疫功能正常的成年人发生慢性乙肝病毒感染的概率不到1%，宿主免疫应答不足是病毒持续存在的主要原因，这也从现代医学的角度佐证了"正虚"和"邪毒"是慢性乙型肝炎的核心病机。

正虚主要是肝、脾、肾、气、血、津、液的虚损性变化，其中脾虚为主要矛盾。《金匮要略》云："见肝之病，知肝传脾，当先实脾。"肝病本身易于乘犯脾胃。在慢性乙型肝炎患者中，最常见的症状就是乏力、困倦、纳差、便溏、舌胖大有齿痕等脾虚表现。脾胃为后天之本，居中央，为气血生化之源，喜燥恶湿，湿热疫毒困脾，脾失运化，更生湿浊，且气血生化乏源，造成整体功能的衰退，外邪更加缠绵不去，终致肝病迁延不愈。同时，湿热疫毒，邪伏血分，伤气耗阴，正气亏虚与湿热疫毒交织，阻碍气血的正常运行，生痰生瘀，痰瘀互结，互相转化，虚实夹杂，形成恶性循环，遂成肝积。

二、治疗要点

治疗上，徐春军教授认为应当病证结合，兼顾近期与长期治疗目标，动态调整治法。一个确诊的疾病有着自己内在的固有的发生发展的规律，而证是疾病当下特征性表现的归纳总结。乙型肝炎肝纤维化的共同病机是"虚、毒、瘀、痰"，具体到每个不同的患者，兼证不一，主次不同，临床当灵活变通。

在慢性乙型肝炎伴有转氨酶异常时，当急则治标，以调节免疫功能，有效清除病毒为要。徐春军教授认为慢性肝损伤是肝纤维化的前提，抗病毒、抗炎是抗肝纤维化的重要方法。

对轻度炎症活动，可以扶正为主，兼以清热解毒，以提高机体免疫力，进一步达到免疫激活，清除病毒。在这个治疗阶段，患者的转氨酶可进一步升高，需提前跟患者交代病情，避免引起恐慌。中度炎症活动，则要在清热利湿、凉血解毒的基础上注意健脾化湿药物的应用，以保持机体的免疫现状，抑制病毒复制。若是重度炎症，则要重用凉血解毒、清热利湿之法，注意观察病情变化，避免出现不可控的转氨酶持续升高、肝功能衰竭等情况。对于肝纤维化本身，可予活血化瘀、化痰软坚之品以促进纤维降解。

徐春军教授平素组方用药平和精简，少见峻猛贵细，常通补结合，以求"疏其血气，令其条达，而致和平"。临床擅用药对，常用生黄芪、党参健脾益气，白术、黄芩调理肝脾，当归、白芍养肝血、柔肝体，赤芍、丹参活血凉血，杏仁、橘红化痰通络，苦参、白花蛇舌草、拳参、北豆根、半枝莲等清热解毒，茵陈、栀子清热退黄，白茅根、泽兰活血利水，枸杞、续断补益肝肾，旋覆花、代赭石和胃降逆，砂仁、佩兰芳香醒脾，和胃除胀，萱草根、月季花疏肝解郁，槟榔、厚朴行气导滞，焦三仙消食化积，酸枣仁、首乌藤养阴安神，临证灵活选用，组合入方。

徐春军教授认为，湿热疫毒，邪伏血分，伤气耗阴，生痰生瘀，虚实夹杂，乃成肝积。基于这一基本病证特点，曾研制预防肝硬化的糖浆（生黄芪、赤芍、炙鳖甲、阿胶珠、拳参等），把补虚与解毒、消瘀治法有机地结合起来。临床研究结果表明，该糖浆可明显缓解慢性乙型肝炎肝硬化早期患者的肝区痛、腹胀、乏力等症状，改善肝功能，抑制纤维化。在以中成药复方鳖甲软肝片为对照的药物临床观察中，采用益气活血解毒化痰方（黄芪、白芍、丹参、橘红、草河车、小蓟、泽兰）治疗慢性乙型肝炎肝纤维化，结果表明，益气活血解毒化痰方在缓解临床症状、降低血清肝纤维化指标、缩小肝门静脉内径等方面作用均优于复方鳖甲软肝片，进一步验证了徐教授"虚、毒、瘀、痰"是慢性乙型肝炎肝纤维化的共同病机的理论。

三、验案举隅

董某，女，37 岁，职员。

2018 年 12 月因"肝区隐痛 1 月余"初诊。

患者既往慢性乙型肝炎病史，乙型肝炎家族史，未服用抗病毒药物。

刻下症见：肝区隐痛，劳累及情绪波动后明显，乏力，口干口苦，腰酸，纳、眠可，二便可。舌暗红，苔白腻，脉弦细。

否认饮酒史，否认其他慢性病史。

查体：皮肤、巩膜无明显黄染，未见肝掌、蜘蛛痣。肝区叩击痛（＋）。

辅助检查：2018 年 12 月肝功能：丙氨酸氨基转移酶（ALT）201IU/L，天门冬氨酸氨基转移酶（AST）488IU/L。乙肝五项：HBsAg（＋），HBeAb（＋），HBcAb（＋）。HBV-DNA 定量 3.83×10^6 copies/mL。

B超：肝脏弥漫性病变，脾大，门脉1.3cm，未见腹腔积液。

肝脏弹性检测（FibroScan）：E = 20.5 kPa。

西医诊断：慢性乙型病毒性肝炎，肝纤维化。

中医诊断：肝积，湿热内蕴证。

治法：清热利湿，活血解毒。

处方：茵陈10g，白茅根30g，蛇舌草30g，焦三仙30g，泽兰15g，苦参15g，藿香10g，小蓟10g，赤芍10g，白芍10g，当归10g，续断10g，枸杞子10g，泽泻10g，垂盆草10g。

14剂，每日1剂，水煎温服，早晚分2次服。

此后复诊以上方为基础方，随症加减，连续服用3个月，其间患者诉经血色暗，小腹畏寒喜温，加用桃仁、萱草根等。每月查肝功能，转氨酶逐渐下降。

2019年2月复诊：患者肝区隐痛消失，偶有乏力。舌淡，苔薄白腻，脉缓。查肝功能：ALT13IU/L，AST 22IU/L；HBV-DNA定量$1.61×10^3$copies/mL；肝脏弹性检测 E = 10.7kPa。改治疗立法为健脾益气，兼清余邪，继予汤药巩固疗效。

按语：本病患者来诊时肝脏弹性指数超标，转氨酶升高较明显，B超见脾大、门脉增宽，慢性乙型肝炎、肝纤维化诊断明确。治疗上攻补兼施，以攻为主，取得了很好的疗效。患者自幼感染乙型肝炎病毒，徐春军教授认为垂直感染的患者多先天不足，乙癸同源，故以枸杞子、续断补益肝肾，增强免疫功能，其余治以清热利湿、活血解毒之品。经治疗，患者转氨酶下降，肝脏弹性指数亦回落。后期巩固治疗，当兼顾先后天。患者诉乏力，故用生黄芪、白术等健脾益气。本处方中未见明确化痰之药,是因痰瘀有狭义和广义之别,作为共同病机的痰乃广义之痰,即一切内外因素所致气血津液运行不畅,致津液不能正常输布,停留蓄积,凝结胶固即为痰。而治痰之法更在于"见痰休治痰,辨证求根源",需四诊合参,判断气血运行不畅的原因及所生痰浊的性质、部位等。健脾除湿可化痰,消食导滞可化痰,行气活血可化痰,养阴润燥亦可化痰,寒痰需温,热痰需清,燥痰需滋阴等,不可拘泥于一方一药。本患者湿热明显,应用大剂量清热利湿药,热清湿除,痰热自除。

第四节 肝 癌

一、病机认识

徐春军教授认为,原发性肝癌发病原因是慢性肝病治疗不彻底,或祛邪不利,忽视扶正,或饮食不节,酗酒成性,或情志不遂,暴怒伤肝,或过于劳累导致。病位在肝,与脾、肾相关。病性属本虚标实。基本病机为虚、瘀、痰、毒。"虚"即气血失调而致正气虚损,此为原发性肝癌发病的关键因素,所谓"因虚而病",且正气在疾病转归中起到至关重要的作用。"瘀"即瘀血,气虚无力推动血行,血行不畅,则瘀血内生。怪病责之于"痰",正气虚损,脏腑功能失调而致痰浊内生,聚而成痰。对于"毒"的认识,临床医家看法不同,徐春军教授认为邪之极谓之"毒"。"瘀""痰""毒"三者即所谓致病之邪气,病邪日久不去,耗伤肝癌患者正气,即所谓"因病而虚"。

二、治疗要点

治疗上，以"扶正祛邪"为基本原则，强调以扶正为主，祛邪为辅。《黄帝内经》云："正气存内，邪不可干"，"邪之所凑，其气必虚"。徐春军教授继承关幼波教授学术思想，认为治疗原发性肝癌的关键在于扶正，通过补益气血以达扶助正气之功，使原本衰败的脏腑功能得以恢复，即"以无形胜有形，正复积自除"。由于肝癌患者素体本虚，若用过多清热解毒、活血化瘀、化湿祛痰药则恐有祛邪太过而伤正之嫌。徐春军教授在大队补虚药的基础上，佐以少量清热解毒、活血化瘀、化湿祛痰药以达祛邪外出之功，使正复邪去。

临床常用药有生黄芪、党参、炒枣仁、枸杞子、黄精、当归、白芍等。徐春军教授根据临床经验总结出"抗肝癌Ⅰ号方"。

药物组成：生黄芪 30 ～ 60g，党参 10g，炒白术 10g，黄芩 10g，当归 10g，白芍 10g，枸杞子 10g，黄精 10g，炒酸枣仁 15g，藿香 10g，泽兰 15g，白花蛇舌草 30g。

加减：气滞证（肝郁气滞）加醋柴胡 10g，川楝子 10g；血瘀证加丹参 10g，桃仁 10g，红花 10g；脾虚证（或兼湿困）加茯苓 10g，生薏米 20g，佩兰 10g；湿热证（或热毒）加茵陈 10g，炒栀子 10g，拳参 10g；阴虚证加生地黄 10g，北沙参 10g，麦冬 10g。

方中黄芪味甘，性微温，归肺、脾二经，张锡纯谓其"补气之功最优"，且有益气之功而无壅闭之忧。在原发性肝癌的治疗中重用生黄芪，意在补气以扶正。现代医学证实，黄芪确有防癌抗癌、提高机体免疫力的功效，对白细胞及血小板有提升作用，更适合肝病肿瘤及气虚病人应用。

党参味甘，性平，《本草正义》云其"力能补脾养胃，润肺生津，健运中气，本与人参不甚相远。其尤可贵者，则健脾运而不燥，滋胃阴而不湿，润肺而不犯寒凉，养血而不偏滋腻，鼓舞清阳，振动中气，而无刚燥之弊"。党参力较平和，不腻不燥，善补中气，且具养血之功，故为气血双补之佳品。

炒酸枣仁味甘、酸，性平，归心、肝、胆经，用之以达补益肝血之功。

枸杞子味甘，性平，归肝、肾经，长于滋补肝肾之阴，为平补肾精肝血之品。

黄精味甘，性平，归脾、肺、肾经，长于滋肾润肺，补脾益气，有补诸虚、填精髓之效。

徐春军教授继承关幼波教授学术思想，认为肝与肾的关系是"木"与"水"的关系，在治疗上强调肝肾同源、肝肾同治。脾居中州，为后天之本，气血生化之源，《金匮要略·脏腑经络先后病脉证》云："见肝之病，知肝传脾，当先实脾。"在肝病的治疗中，注重调理中州。

当归，既可以补血，又可以行血。《日华子本草》记载："破恶血，养新血。"白芍，味苦、酸、甘，性微寒，归肝、脾经。因其味酸入肝，可酸敛肝阴以养血，养血柔肝而止痛。《本草备要》云："补血，泻肝，益脾，敛脾阴。"白术味苦、甘，性温，归脾、胃经，长于补气健脾，燥湿利水。《本草汇言》云："脾虚不健，术能补之；胃虚不纳，术能助之。"徐春军教授在临床上常用炒白术，炒后可减少白术刺激性，增强健脾益气之功。黄芩味苦，性寒，归肺、胃、胆、大肠经，长于清热燥湿，泻火解毒。《滇南本草》记载其"上行泻肺火，下降泻膀胱火"。当归、白芍以及炒白术、黄芩是关幼波教授常用药对，徐春军教授秉承关幼波教授学术思想及用药规律，将当归、白芍以及炒白术、黄芩用于原发性肝癌的治疗中。

藿香味辛，性微温，归脾、胃、肺经，长于芳香化浊。《本草正义》云："藿香芳香而不嫌其猛烈，温煦而不偏于燥烈，能祛除阴霾湿邪，而助脾胃正气。"徐春军教授在肝病治疗中常用藿香，一方面，取藿香之辛散，以顺肝喜散而恶收之性，正如《素问·脏气法时论》云："肝欲散，急食辛以散之。"另一方面，肝病常易波及脾，脾虚则生湿，用之以藿香，意在化湿醒脾。

白花蛇舌草味苦、甘，性寒，长于清热解毒。

泽兰味苦、辛，性微温。徐春军教授常将泽兰用于原发性肝癌的治疗，取泽兰"长于通肝脾之血，活血而不伤血"之功，与当归同用，共奏活血化瘀之效，以利于肿瘤回缩。

将"抗肝癌Ⅰ号方"应用于临床的研究显示：生活质量量表中，5项功能子量表（躯体功能、角色功能、情绪功能、认知功能、社会功能）及总健康状况子量表在口服抗肝癌Ⅰ号方治疗期间评分持续升高，差异均具有统计学意义。症状子量表中疲倦、疼痛及单项测量项目中气促、失眠、食欲丧失、便秘、腹泻在口服抗肝癌Ⅰ号方治疗期间评分持续降低，差异均具有统计学意义。研究结果表明，抗肝癌Ⅰ号方可改善早中期原发性肝细胞癌患者生活质量，且长期服药疗效较短期服药疗效好。

既往对于肿瘤的治疗，着重于关注肿瘤大小，而对患者本身关注度不够。随着医学的发展，人们逐渐意识到对于肿瘤的治疗，不仅需要关注肿瘤大小，更需要关注的是患者的主观体验，也就是患者的生活质量。对肿瘤患者进行多学科诊治已成为一种趋势，中医药在提高肿瘤患者生活质量方面有独特的优势。不论是外科手术、射频、TACE 等治疗后患者出现的不适症状，抑或是单纯中药治疗，中医药均可发挥不可替代的作用。

在 34 项原发性肝癌中医临床症状中，治疗期间症状得分持续降低的症状有胁痛、食少、脘闷、腹胀、情绪抑郁、失眠等19 项。结合临床，对口服抗肝癌 I 号方治疗早中期原发性肝细胞癌改善明显的常见症状分析如下：

胁痛：肝乃将军之官，性喜条达而恶抑郁。若肝气不疏，郁结于内，气阻络痹，可发生胁痛。气为血之帅，血为气之母，肝气郁结，则血行不畅，郁结于内，亦可发为胁痛。肝络失养，"不荣则痛"，胁痛亦可发生。原发性肝癌患者病程长，且正气已虚，其胁痛产生的原因多为气虚无力推动血行，瘀血阻络而发为胁痛。抗肝癌 I 号方中当归为血中之气药，可活血补血，泽兰活血化瘀，可缓解胁痛症状。

食少、脘闷、腹胀：此三症病位均在肝脾。肝与脾同居中焦，肝主疏泄，主调畅气机，脾主运化，主吸收及传输水谷精微，使气血生化有源。肝失疏泄，脾胃气机升降失常，脾运化功能受阻，水谷精微吸收及传输功能失常，气血生化乏源，无以濡养肝脏，肝脏功能难以复常，脾胃功能亦受到影响，形成恶性循环。脾运功能受阻，故见食少；肝失疏泄，气机升降失常，故见脘闷、腹胀。抗肝癌 I 号方中生黄芪善补脾肺之气，为"补气之长"；党参补气养血，尤善补中气；炒白术功善补气健脾，为健脾要药。脾气虚衰，运化水湿功能受阻，易生内湿，而脾喜燥恶湿，方中藿香可化湿和中，用以治疗"湿困脾"之况。诸药合用，共同改善食少、脘闷、腹胀症状。

情绪抑郁：肝喜条达而恶抑郁，长期情志不畅，肝气郁结，疏泄功能失常，可致五脏六腑功能失常。《杂病源流犀烛·诸郁源流》云："诸郁，脏器病也，其源本于思虑过深，更兼脏器弱，故六郁之病生焉。"在治疗时以补五脏虚损为主要治疗原则，抗肝癌Ⅰ号方中炒酸枣仁滋补肝血，枸杞子补肾精肝血，黄精补脾滋肾，使情绪抑郁症状得以改善。

失眠：原发性肝癌患者失眠多因阴血不足、心失所养导致。水谷精微化为气血，上奉于心，则心有所养，心神安宁。若气血不足，心失所养，神不安宁，发为失眠。治疗上以补益气血为主要治疗原则，尤应注重补益中焦脾胃，使运化受纳功能正常，气血化生有源。抗肝癌Ⅰ号方中生黄芪、党参、炒白术善补中气，炒酸枣仁养心益肝安神，为养心安神要药。诸药合用，共同缓解失眠症状。

第三章　验案精选

第一节　肝硬化腹水

病案1

陈某，男，45岁，初诊日期：2014年4月16日。

简要病史：脘腹胀满伴胸闷憋气2周，加重2天。患者既往有慢性乙型病毒性肝炎病史20余年，2014年3月底出现脘腹胀满，乏力，尿少，胸部憋闷，时有呕吐，大便时干时溏，于外院检查确诊为"肝硬化、腹水"，经保肝、利尿等治疗未见明显好转，近2天来患者脘腹胀满加重，不思饮食，呼吸困难，喘憋不能平卧，于4月16日来我科治疗。

刻下症：精神萎靡，不思饮食，乏力，时有咳喘，大便不畅，小便量少。查体见营养状况较差，巩膜无黄染，面部可见蜘蛛痣，四肢无浮肿，腹部膨隆，腹壁可见静脉怒胀，胸部右侧第三肋以下叩诊浊音，肝脏于右肋下5.5cm、剑突下8cm可触及，质中硬，脾肋下3cm可触及，移动性浊音（＋）。舌质暗红，苔白腻，脉细滑。

辅助检查：HBsAg（＋），HBeAg（＋），HBcAb（＋），HBV-DNA定量1.64×10⁶copies/mL，ALT482.5IU/L，AST82.1IU/L。腹

部 B 超检查显示：肝脏回声粗糙，脾厚 5.6cm，肋下 3.5cm。

西医诊断：肝硬化失代偿期，腹水。

中医诊断：鼓胀。

辨证：脾虚湿蕴，水饮凌肺。

治法：宣肺降气，健脾利水。

处方：生黄芪 30g，炒白术 15g，麻黄 5g，炒葶苈 10g，桑白皮 15g，生石膏 15g（先煎），猪苓 15g，云苓 20g，泽泻 10g，车前子 15g（包煎），青皮 10g，陈皮 10g，党参 10g，泽兰 20g。7 剂，每日 1 剂，水煎温服，早晚分 2 次服。

二诊：患者服药 7 剂后，腹胀胸满减轻，食纳见增，腹围见小。恐寒凉伤胃，上方去生石膏，加防己 10g，杏仁 10g，赤小豆 10g，以增强宣肺利尿之功。

三诊：服上方 1 个月后，二便通利，胸闷胀满已除，胸腔积液征已不明显，患者精神改善，肝肋下二指，脾肋下一指许，脉细滑，苔薄白。肝功能复查各项均恢复正常，遂减麻黄、防己等，加阿胶 15g 养血护阴。

处方：生芪 20g，党参 10g，阿胶 10g（烊化），杏仁 10g，炒葶苈 10g（包煎），桑皮 10g，云苓 15g，猪苓 10g，泽泻 10g，通草 3g，赤小豆 15g，车前子 10g（包煎），陈皮 10g，川朴 10g。

四诊：又服药 2 周，诸症俱减轻，胸部 X 线检查：两肺及心膈未见异常。前方去车前子、川朴、赤小豆等，加丹皮 10g，生地黄 15g，以滋阴凉血，防诸药伤阴动血。

五诊：上药服用 2 周，患者病情稳定，胸腹腔积液未再出现，改用健脾益气养肝法巩固疗效。

按语：肺、脾、肾、三焦分司水液代谢，维持水道的通调。肺主气，为水之上源，肺气闭阻，肃降失职，气化失司，可出现喘促胸满、小便不利、浮肿鼓胀等症。本例患者证型属脾虚湿盛，壅阻中焦，水气上犯，肺气闭塞所致，其属本虚标实之证。急则治其标。治疗先宣发肺气，肺气得宣，小便得利，以达"提壶揭盖"之目的。方用麻黄、杏仁、葶苈子、桑白皮开肺利水，以治水之上源，生芪、党参、云苓、泽泻、猪苓、车前子、防己、赤小豆等健脾益气利水，青陈皮、川朴行气消胀，疏通中焦气机，乃使胸腹水得以消退。待病邪消退，缓则治其本，继用补气健脾、养肝和血法调治，故获病情稳定之效。

（戚团结）

病案 2

刘某，男，67 岁，初诊日期：2011 年 10 月 18 日。

简要病史：患者慢性乙型肝炎病史 10 余年，发现肝硬化 3 年未系统诊治，半月前患者劳累后出现胸闷，腹胀满闷，纳差，双下肢重度水肿，遂就诊于我科。

刻下症：纳差，恶心，乏力，心烦气短，腹胀，舌质红，苔白腻，脉沉细。

查体：面色晦暗，腹部胀大如鼓，质硬，可见腹壁静脉曲张，双下肢重度水肿，肝掌（＋）。

辅助检查：ALT56IU/L，AST62IU/L，ALB27g/L，TBIL28.8μmol/L，DBIL13.4μmol/L。B 超检查：肝硬化，腹水，胸水，脾大，盆腔积液 11.6cm。

西医诊断：肝硬化失代偿期，腹水。

中医诊断：鼓胀。

辨证：气虚湿阻，水饮内停。

治法：益气化湿，健脾利水。

处方：生黄芪80g，茵陈10g，藿香10g，防己10g，当归10g，白芍10g，二丑10g，炒白术10g，黄芩10g，猪苓10g，泽泻10g，茯苓皮10g，制鳖甲10g，大腹皮10g，荷梗10g，枸杞子10g，楮实子10g，车前子10g（包煎），葶苈子10g（包煎），青蒿10g。14剂，每日1剂，水煎温服，早晚分2次服。

二诊：服药2周，患者气短、乏力、腹胀症状明显好转，双下肢轻度水肿。继续服用上方巩固治疗。

三诊：服药1个月，患者症状消失，双下肢无明显水肿，复查肝功能正常，腹部B超检查：肝硬化，脾大，盆腔少量积液。

处方：生黄芪30g，茵陈10g，藿香10g，茯苓10g，当归10g，白芍10g，炒白术10g，黄芩10g，丹参15g，猪苓10g，泽泻10g，制鳖甲30g，煅牡蛎30g，赤芍10g，荷梗10g，枸杞子10g。14剂，每日1剂，水煎温服，早晚分2次服。

按语：徐教授认为，本病由于先天禀赋不足，慢性肝炎迁延不愈，本身调养失宜及治疗延误所致。本病初发之时，多因湿热毒邪加之情志郁结，殃及脾胃，脾失健运，日久则水湿停留，积蓄腹中。湿伤脾阳耗气，热灼阴血耗津。湿热久羁，以致肝肾阴亏，虚火内耗，脾阳不振，湿留不化，日久则蕴热。湿热与虚热相合，日渐伤正，终致气血两虚，气虚则血行滞缓，气血运行不畅，则津液不能疏布，日复一日，着而不去，聚于腹中。脾失健运，湿困日久而热蒸生痰，入于肝经，阻于血络，形成瘀血。痰瘀交阻，反又影响肝脾运化，造成后天生化无源。新血不生，恶血不去，三焦阻塞，决渎无权，终成肝硬化腹水。

生黄芪、防己、二丑联用，在补足正气的基础上，应用峻下逐水药物，迅速祛除体内水饮之邪，是扶正祛邪法则的临床应用。本方的用药特点是大剂量的补气药应用。生黄芪可补一身元气，大剂量应用，需要配合行气、理气的药物，从而补而不滞。气有余便化火，大剂量补气药应用的同时，还需配合清热药物，可起到反佐的作用，既能消除药物的副作用，又能帮助药物更好地被机体吸收，产生疗效。应用茵陈、藿香化湿行气，助于利水。待腹水消退，予以补虚扶正、活血化瘀、软坚散结治疗为主，延缓肝硬化的发展。

（李 杰）

病案3

舒某，女，74岁，初诊日期：2011年11月8日。

简要病史：患者慢性肝炎病史20余年，曾于当地医院诊断为肝硬化腹水，近半月余明显乏力，腹胀，纳差，欲求中医药汤剂治疗，遂来诊。

刻下症：乏力，头晕，怕冷，腹胀，肝区隐痛，腰膝酸软，失眠，便溏，舌质淡，脉沉。查体可见肝病面容，腹部膨隆，下肢可凹陷性水肿。舌暗红，苔黄腻，脉沉滑。

辅助检查：腹部B超检查肝硬化，脾大，腹水最深处7.8cm。

西医诊断：肝硬化失代偿期，腹水。

中医诊断：鼓胀。

辨证：阴阳两虚，水饮内停。

治法：阴阳双补，活血化湿利水。

处方：生黄芪100g，楮实子10g，茵陈10g，炒白术20g，当归20g，赤芍10g，泽兰15g，泽泻10g，大腹皮10g，阿胶珠10g，黄精10g，二丑10g，枸杞子10g，生薏米15g，炒酸枣仁15g，山茱萸10g，石菖蒲10g，郁金10g，龟甲胶10g（烊化），黑附片 5g（先煎），冬瓜皮 10g。14 剂，每日 1 剂，水煎温服，早晚分 2 次服。

2011 年 11 月 22 日二诊：上方服 14 剂后，患者纳差好转，乏力、怕冷、腰酸、腹胀症状明显好转，双下肢轻度水肿。效不更方，继续服用上方。

2011 年 12 月 6 日三诊：上方继服，患者各方面症状明显好转，腹部 B 超示腹水消退，继续巩固治疗。

处方：生黄芪 60g，楮实子 10g，茵陈 10g，炒白术 20g，当归 20g，赤芍 10g，泽兰 15g，泽泻 10g，阿胶珠 10g，黄精 10g，制鳖甲 15g，煅牡蛎 15g，枸杞子 10g，生薏米 15g，炒酸枣仁 15g，山茱萸 10g，石菖蒲 10g，郁金 10g，龟甲胶 10g（烊化），冬瓜皮 10g。每日 1 剂，水煎温服，早晚分 2 次服。

按语：本例患者年老体弱，病程日久，肝硬化腹水发作，属失代偿期。患者阴阳俱虚，水饮内停，徐教授治疗本患者未用苦寒之防己，应用二丑的消痰泻水作用，并用黑附片、炒白术、生黄芪温阳健脾益气，尤其用大剂量生黄芪补虚扶正。阿胶珠、龟甲胶、黄精滋补肝肾；当归、赤芍、泽兰补血活血；茵陈、石菖蒲、郁金、生薏米化湿；二丑、冬瓜皮利尿消肿。肝病为恶疾，伤人正气，肝病晚期为虚劳虚损性疾病，患者往往表现为纳差、消瘦、怕冷、乏力等阴阳两亏的症状，治疗应以扶助正气为主，兼祛除水邪。徐教授运用温阳益气、补益精血的方法，治疗肝硬化晚期正气大伤的患者，可使祛邪而不伤正。患者腹水消退后，继续予以补虚扶正，制鳖甲、煅牡蛎活血化瘀，山茱萸、龟甲胶、阿胶滋补肝肾，巩固疗效，体现缓则治其本思想，嘱患者长期汤药治疗。

（李　杰）

病案 4

程某，男，35 岁，初诊日期：2016 年 7 月 10 日。

简要病史：患者慢性乙型肝炎多年，平素未规律诊治。3年前无明显诱因出现腹胀，伴乏力，消瘦，下肢浮肿，就诊于当地医院，查肝脾肿大，有腹水，ALT 540IU/L，AST509IU/L，HBsAg（＋），HBV-DNA 不详。胃镜提示：食道胃底静脉曲张。曾发生上消化道出血一次。近期患者腹胀加重，遂就诊于我科。

刻下症：腹胀满，纳呆恶心，体力较前下降，肝区不适，大便可，小便黄。查体可见皮肤及巩膜黄染，腹部膨隆，中度硬度，轻压痛，下肢可凹陷性水肿。舌暗红，苔黄腻，脉沉滑。

辅助检查：肝功能：ALT677.9IU/L，AST1076.1IU/L，GGT168.9IU/L，TP 67.7g/L，ALB37.2g/L，TBIL148.6μmol/L。

西医诊断：肝硬化失代偿期，腹水。

中医诊断：鼓胀。

辨证：湿热蕴结证。

治法：清利湿热。

处方：生黄芪 15g，党参 10g，焦白术 10g，当归 10g，茵陈 15g，黄芩 10g，杏仁 10g，橘红 10g，蒲公英 10g，大腹皮10g，泽兰 15g，王不留行 10g，怀牛膝 6g，红花 10g，败酱草 10g，赤白芍各 10g，香附 10g，陈皮 10g，木瓜 10g，厚朴10g。14 剂，每日 1 剂，水煎温服，早晚分 2 次服。

服药期间配合口服抗乙肝病毒药物治疗。

2016 年 7 月 24 日复诊：患者服上方 14 剂，自觉腹胀缓解，乏力较前减轻，复查肝功能：ALT316IU/L，AST300IU/L。

处方：党参 10g，炒白术 10g，山药 10g，生黄芪 30g，红花 10g，何首乌 10g，泽兰 10g，王不留行 10g，当归 10g，牛膝10g，陈皮10g，川断10g，桑寄生10g，女贞子10g。

2016年9月25日复诊：上方服用2月余，诸症减轻，肝功能正常。

按语：本例患者为慢性乙型肝炎肝硬化失代偿期。初诊时患者出现肝功能重度损伤，综观舌脉证，以湿热为主，故以茵陈、黄芩清热化湿，赤芍活血通络，泽兰、大腹皮利水，配合生黄芪、白术、黄芩调理肝脾。二诊时，患者湿热较前减轻，诸症较前缓解，以腹胀为主，故以党参、白术、山药调理脾胃。徐教授认为，湿性弥漫，一整天腹满以湿为主，"日中人气隆，日西而人气已虚"，午后腹胀满甚与气虚有关。故加生黄芪至30g，同时配伍大腹皮以行气宽腹，后患者果然乏力及腹胀改善明显。从这两个月的诊疗经过可以看出，本病患者虽属肝硬化失代偿期，但初诊时，考虑以湿热为重，故生黄芪用量仅15g，后随着湿热逐渐消退，正虚成为疾病进展的主要矛盾，遂重用生黄芪，一步加至30g。本案中生黄芪用量的变化，很好地说明了一方面要善于参考前人总结的剂量经验，避免延误病情，另一方面要始终遵循辨证施治、因人制宜的原则，真正做到"师古而不泥古"。

（李晓玲）

病案5

于某，男，70岁，初诊日期：2016年7月20日。

简要病史：患者5年来腹部反复胀满，就诊于当地医院，诊断为慢性乙型肝炎、肝硬化腹水，间断口服中药、利尿剂，腹水可消退。1周前患者大量饮酒后再次出现腹部胀满，较前加重，伴有巩膜黄染，口服利尿药效果不显，遂就诊于我科。

刻下症：腹胀满，纳呆恶心，体力较前下降，肝区不适，大便可，小便黄。查体可见皮肤及巩膜黄染，腹部膨隆，中度硬度，轻压痛，下肢可凹陷性水肿。舌暗红，苔黄腻，脉滑。

辅助检查：肝功能：ALT677.9IU/L，AST1076.1IU/L，GGT168.9IU/L，TP67.7g/L，ALB37.2g/L，TBIL148.6μmol/L。

西医诊断：肝硬化失代偿期，腹水。

中医诊断：鼓胀。

辨证：湿热蕴结，虚实错杂证。

治法：清热利湿，佐以扶正。

处方：生黄芪30g，茵陈10g，藿香10g，草河车10g，小蓟10g，丹皮10g，赤芍15g，炒白术10g，黄芩10g，泽兰10g，白茅根30g，垂盆草10g，泽泻10g，焦三仙30g，车前子10g(包煎)，车前草10g，王不留行20g。每日1剂，水煎温服，早晚分2次服，每次200mL。

嘱患者戒酒。

2016年8月16日二诊：上方服25剂，患者腹胀及巩膜黄染较前减退，体力较前有增，纳可，仍觉腹胀恶心，查肝功：ALT343IU/L，AST300.2IU/L，TB79μmol/L，ALB31.5g/L。舌暗红，苔黄腻，脉弦滑。在原方基础上加旋覆花10g，代赭石10g，炒二丑10g。

2016年9月13日三诊：上方服25剂，恶心发作频率较前大幅度减少，仍感腹胀，下午及夜间明显，下肢水肿，乏力腿软。查肝功：ALT122IU/L，AST152.3IU/L，TB47.6μmol/L，ALB31.5g/L，TP66.4g/L，ALB37.9g/L。腹部超声提示腹水深度8.7cm。在原方基础上加生黄芪至80g，大腹皮10g，槟榔10g。

2016年9月27日四诊：上方服14剂，腹水较前减少，乏力及午后腹胀较前好转，腹部B超检查腹水深度约为5.6cm。

舌苔薄黄腻，脉弦滑。在原方基础上减车前子、车前草，继续巩固治疗。

按语： 初诊时患者出现饮酒后肝功能重度损伤，综观舌脉症，以湿热为主，重在以茵陈、藿香、垂盆草、草河车清热化湿降酶，丹皮、赤芍活血通络，泽兰、小蓟、泽泻、白茅根、车前子、车前草利水。本例患者肝硬化腹水反复发作，疾病日久，耗气伤正，配合生黄芪、白术、黄芩、焦三仙调理肝脾。二诊时，患者湿热较前减轻，诸症较前缓解，以恶心为苦，遂加旋覆花、代赭石降气和胃，炒二丑峻下利水。三诊时，患者以腹部午后胀满为苦，徐教授认为，湿性弥漫，一整天腹满以湿为主，"日中人气隆，日西而人气已虚"，午后腹胀满甚与气虚有关，故加生黄芪至80g，同时配伍大腹皮、槟榔以行气宽腹，后患者果然乏力及腹胀改善明显。从这两个月的诊疗经过可以看出，本病患者虽属肝硬化失代偿期，但初诊时，考虑以湿热为重，故生黄芪用量仅30g，后随着湿热逐渐消退，正虚成为疾病过程中的主要矛盾，遂重用生黄芪，一步加至80g。本案中生黄芪用量的变化，很好地说明了一方面要善于参考前人总结的剂量经验，避免延误病情，另一方面要始终遵循辨证施治、因人制宜的准则，真正做到"师古而不泥古"。

（李　婷）

病案6

李某，男，44岁，2017年10月16日初诊。

简要病史：患者既往慢性乙型病毒性肝炎14年，半月前出现腹胀、纳差，逐渐加重，就诊于外院，考虑肝硬化、门脉高压、胃底静脉曲张、腹水。既往吐血一次，经治疗后好转。现规律服用呋塞米、螺内酯利尿治疗。

刻下症：腹胀，进食后加重，无腹痛，纳差，无四肢发凉，无双下肢水肿，小便量少，大便每日 1～2 次，色质正常。舌淡红，苔黄腻，脉弦，沉取无力。

西医诊断：肝硬化失代偿期，腹水。

中医诊断：鼓胀。

辨证：脾气亏虚，湿热内蕴。

治法：益气除湿健脾。

处方：生黄芪 80g，茵陈 10g，当归 10g，白芍 10g，炒白术 10g，黄芩 10g，泽兰 30g，阿胶 10g（烊），炒枣仁 15g，续断 15g，枸杞子 10g，黄精 10g，大腹皮 10g，防己 10g，猪苓 10g，焦三仙 30g，三七粉 10g。28 剂，每日 1 剂，水煎温服，每次 200mL，早晚分服。

二诊：患者服上方 14 剂，药后自觉腹胀较前减轻，尿量增加。在上方基础上加减，生黄芪剂量改为 100g，去三七粉。14 剂，每日 1 剂，水煎温服，每次 200mL，早晚分服。

按语：徐春军教授认为，慢性肝炎导致的肝硬化患者是因湿热之邪未彻清，日益胶固，缠绵日久，伤及脏腑气血的功能，进一步发展而耗伤其实质。辨证方面，气虚血滞为肝硬化之本，湿毒热邪为肝硬化之标。本患者病程长，既往出血一次，目前以腹胀、纳差为主要表现，舌淡红，苔黄腻，脉弦，沉取无力，均是脾气亏虚，湿热内蕴之象。故方中生黄芪、炒白术健脾益气，当归、白芍、炒枣仁养血柔肝，阿胶、枸杞子、黄精、续断养肝肾之阴，茵陈清热利湿，黄芩清热解毒，三七粉活血化瘀，大腹皮、防己、猪苓利水渗湿，泽兰活血利水，焦三仙健胃。诸药合用，共奏补气健脾、清热解毒、活血利水之功。其中尤其注重黄芪的运用，徐春军教授秉承关老的学术思想，认为见"水"不能单纯利水，水湿内停，主要是由于正气亏虚，中州不运，湿热又聚而成痰，瘀阻血络，加之三焦气化不利，水湿不化，故而聚而成水。根据"治病必求于本"的治疗原则，以补虚扶正为常法，逐水攻邪为权变。

（周　易）

病案7

王某，男，70 岁，2016 年 9 月 27 日初诊。

简要病史：患者既往慢性乙型病毒性肝炎 30 余年，规律口服恩替卡韦抗病毒治疗。两个月余前出现腹胀，腹部按之硬，就诊于北京朝阳医院，腹部超声提示肝硬化、腹水，考虑肝炎肝硬化失代偿期。

刻下症：腹胀，纳食量少，手足冰凉，乏力，畏寒，口苦，眠差，小便量少，大便不成形，日行 3 ～ 4 次，面色晦暗，舌淡胖，苔黄腻，脉沉滑。

西医诊断：肝硬化失代偿期，腹水。

中医诊断：鼓胀。

辨证：肝胆湿热证，脾肾阳虚证。

处方：生黄芪 80g，茵陈 10g，当归 10g，赤芍 10g，炒白术 20g，防己 10g，二丑 10g，大腹皮 10g，青蒿 10g，猪苓 10g，泽兰 20g，泽泻 10g，垂盆草 10g，枸杞子 10g，龙胆草 10g，金钱草 15g，生薏米 20g，桂枝 10g。28 剂，每日 1 剂，水煎温服，每次 200mL，早晚分服。服配合恩替卡韦口服抗病毒。

二诊：患者服上方 28 剂，药后自觉腹胀及腹部膨隆较前好转，乏力较前略有好转，尿量较前略有增多，口苦较前好转，仍有手足冰凉，畏寒，眠差，大便日行 1 ～ 2 次，不成形。舌淡，苔白，水滑，脉沉滑。上方去龙胆草，28 剂，每日 1 剂，水煎温服，每次 200mL，早晚分服。

三诊：患者服上方 28 剂，药后手足冰凉及畏寒较前明显好转，腹胀及腹部膨隆较前明显好转，时有乏力，尿量较前增多，夜眠欠安，大便日行 1～2 次，较前成形。效不更方，继服上方 28 剂，每日 1 剂，水煎温服，每次 200mL，早晚分服。

以后患者每月复诊一次，患者病情稳定，精神体力尚可。

按语： 徐春军教授认为，肝病发展到肝硬化腹水阶段，基本病机为久病体虚，正不抗邪，水湿内停，正虚为本，邪实为标。正虚为肝、脾、肾三脏虚损，尤以脾虚为主，气血大亏；邪实为湿热余邪，痰瘀阻络，表现为腹水。临床多见虚中夹实，虚实夹杂。本患者病久，病邪耗伤阳气，脾肾阳气虚损，故见手足冰凉、畏寒。患者慢性乙型病毒性肝炎 30 余年，湿热之邪久蕴体内，故见口苦。湿热之邪蕴于体内，阻碍气机运行，气不行则水不行，故见腹胀、腹部膨隆。舌淡胖，苔黄腻，脉沉滑，均为辨证之佐。综观舌脉症，证属肝胆湿热，脾肾阳虚证。治疗上，徐春军教授应用大剂量生黄芪补气，因黄芪"补气之功最优"，配合当归、赤芍等，更具补气养血之力，同时兼顾了阴阳、脾胃、气血诸方面。徐春军教授在治疗中重视活血化痰以利水，故用泽兰活血利水。在大剂量补益药物基础上，对于腹部膨隆明显、腹水量多的患者，徐春军教授常用防己、二丑以攻逐水饮，既起到祛邪之功，又避免损伤正气，使正复邪祛。但要注意在肝硬化腹水的治疗中，要以扶正为主，不能以单纯治疗腹水为目的，一味攻邪。要以"扶正为主，祛邪为辅"，方可取得满意疗效。

（李牧婵）

病案8

黄某，男，30岁，2019年10月30日初诊。

简要病史：乏力、腹胀年余，加重伴间断鼻衄1周。患者既往有长期大量饮酒史，2019年6月饮酒后出现皮肤及巩膜黄染，乏力，腹胀，恶心，于某院确诊为"酒精性肝硬化"，住院治疗后好转。近1周脘腹胀满，乏力，尿少加重，伴间断鼻衄，于10月30日来徐教授门诊就诊。

刻下症：脘腹胀满，胁肋胀痛，乏力，口苦，纳呆，多梦，大便不成形，小便色黄，量少，舌暗红，苔黄，脉滑。

查体：精神弱，腹部饱满，肝脏触诊不满意，脾脏增大。舌暗红，苔黄，脉滑。

辅助检查：2019年10月25日检查，ALT10.6IU/L，AST32.5 IU/L，ALP42.4IU/L，TBIL31.5μmol/L，DBIL16.7μmol/L，CHE6114IU/L。WBC3.71×10^9/L，Hb 113g/L，PLT60×10^9/L。PTA 50%。腹部彩超显示：肝大（符合酒精性肝硬化），脾大（长185mm，肋间厚52mm），腹水大量。

西医诊断：酒精性肝硬化失代偿期，腹水。

中医诊断：鼓胀。

辨证：气虚血瘀，肝胆湿热，热伤血络。

治法：益气活血，清热利湿，凉血活血。

处方：生黄芪50g 茵陈10g 金钱草30g，炒白术10g，泽兰20g，泽泻10g，郁金10g，黄芩10g，炒酸枣仁15g，佩兰10g，当归10g，赤芍20g，白芍10g，茯苓30g，生地黄炭10g，炒栀子10g。14剂，每日1剂，水煎服。

二诊：患者服药14剂后，腹胀、胸满、乏力、口苦、鼻衄等诸症减轻，食纳见增，尿量增多，诉大便黏滞不畅，里急后重，加白头翁 10g 清利胃肠湿热，阿胶珠 10g 养血护阴。

三诊：服上方 14 剂后，大便黏滞不爽明显改善，腹胀、胸满、乏力、鼻衄等较前明显好转。舌红，苔黄厚腻。诉呃逆，小便淋涩，眠差。加刀豆 10g，下气止呃，车前草 10g，萱草根 10g，清热利湿，利尿通淋，远志 10g 安神。

生黄芪 60g，茵陈 10g，炒白术 10g，泽兰 20g，泽泻 10g，郁金 10g，黄芩 10g，炒酸枣仁 15g，佩兰 10g，当归 10g，赤芍 20g，刀豆 10g，茯苓 30g，生地黄炭 10g，炒栀子 10g，车前草 10g，白头翁 10g，远志 10g，萱草根 10g。

上药服用两周，患者病情稳定，症状基本消失，食欲、睡眠好，精力、体力明显恢复。改用健脾益气、养血柔肝法巩固疗效。

按语：患者青年男性，长期大量饮酒史，酒精性肝硬化诊断明确，合并有腹水，因此肝硬化已经属于失代偿期，伴有脾大、脾功能亢进。来诊时表现为乏力，脘腹胀满，胁肋胀痛，口苦，纳呆，多梦，大便不成形，小便色黄，量少，舌暗红苔黄，脉滑。中医诊断为鼓胀。根据患者症状及舌脉，辨证为气虚血瘀，肝胆湿热，热伤血络。徐教授给予"益气活血，清热利湿，凉血活血"法治疗。治疗过程中根据病情变化，不断调整方案，收到良好疗效。治疗过程中体现了扶正祛邪，标本兼治。处方中益气养血活血贯穿始终，体现了徐春军教授治疗肝硬化重视调理气血，此深受关幼波先生"气血辨证"的影响。关老认为，从病因来说，外因是条件，内因是根本，内因是指人体的正气，而正气的物质基础是气血。疾病发生的病理及其发展转归，都以气血为枢机，辨证的过程中应重视调理气血。在治病的过程中，重视调理脏腑气血，即所谓"治病必治本，气血要遵循"。徐教授在本例的治疗中重用生黄芪，补气扶正以帅血行，当归养血活血，赤芍、白芍味酸入肝，凉血活血，为缓急止痛养肝之要药。就诊之初湿热偏重，加用茵陈、金钱草、郁金、黄芩清热利湿退黄，茯苓、白术、佩兰、泽泻、泽兰健脾运湿。病情稳定后，以健脾益气、养血柔肝为主，长期用药治疗肝硬化。

（孙凤霞、郭雨菲）

第二节　病毒性肝炎

病案1

张某，男，52岁，2013年4月15日初诊。

简要病史：患者既往乙肝病毒携带多年，自述规律查体，肝功能、腹部超声未见明显异常。患者于2013年4月8日过劳且受凉后，出现身黄、目黄、小便黄，1周来小便量逐渐减少，皮肤黄染进行性加重，烦躁，反应迟钝，不思饮食。

刻下症：周身皮肤色黄，黄色鲜明如橘皮，两胁隐痛，脘腹作胀，口干思饮，小便色黄，尿量少，大便不畅。舌质红，苔黄少津，脉弦滑。

查体：皮肤、巩膜黄染，肝区叩击痛（＋）。

辅助检查：2013年4月12日腹部B超检查：肝脏回声尚均匀，盆腔液性暗区3.6cm。肝功能：谷丙转氨酶430IU/L，谷草转氨酶124IU/L，总胆红素90.8μmol/L，直接胆红素61.6μmol/L，间接胆红素29.2μmol/L。HBsAg（＋），HBeAg（＋），HBcAb（＋），HBV–DNA1.65×10^8 copies/mL。

西医诊断：急性乙型病毒性肝炎。

中医诊断：黄疸。

辨证：毒热炽盛，肝风内动。

治法：泻热解毒，清肝凉血息风。

处方：茵陈30g，黄连10g，黄芩15g，丹皮15g，黄柏15g，酒军10g，栀子15g，银花30g，天花粉20g，蒲公英15g，赤芍30g，枳实10g，草河车15g，瓜蒌30g，羚羊角粉3g（冲）。10剂，水煎，每日1剂，分两次服。

另：八宝丹每次2粒，一日3次，口服。配合西药保肝及抗病毒治疗。

治疗经过：治疗10日后，皮肤黄染较前有所减轻，烦躁好转，饮食有所好转，效不更方。

2013年5月14日复诊：服药1个月后尿量正常，黄疸逐渐消退，患者自觉腹胀、口干、便秘症状减轻，舌苔转薄白，脉沉滑。2013年5月12日检查：总胆红素26.4μmol/L，直接胆红素11.0μmol/L，间接胆红素15.4μmol/L，谷丙转氨酶220IU/L，谷草转氨酶84IU/L。拟以清热解毒与健脾柔肝兼施。茵陈30g，败酱草30g，白术10g，公英15g，生芪30g，茯苓15g，藿香10g，香附10g，当归15g，白芍15g，泽兰15g，车前子15g（包煎）。

以上方为主，随症略有加减。

2013年7月22日复诊：患者自觉两下肢无力，关节酸胀，舌苔白，脉沉滑，考虑疫毒之邪伤及肾阴，加之病久瘀血内阻，故前方改茵陈为20g，加黄精15g，续断15g，赤芍15g，丹皮15g，以补肾阴兼逐瘀热之邪。

以上方调治，2013年11月10日复查肝功能，胆红素已全部正常，患者自感乏力，纳食不香，大便不畅，舌淡少苔，脉沉滑。拟以健脾益气、养肝柔肝之剂以善其后。

生芪 15g，党参 15g，炒白术 10g，藿香 10g，草豆蔻 6g，佛手 10g，茵陈 15g，瓜蒌 15g，冬瓜皮 15g，焦三仙 30g，赤芍 15g，白芍 15g，泽兰 15g，鸡内金 15g，生牡蛎 15g。

随访半年，饮食正常，无其他不适。

按语：本例患者急性起病，以周身皮肤、巩膜黄染为主要表现，属于中医学"黄疸"的范畴。《金匮要略》云"瘀热以行，脾色必黄"，湿热之邪郁于中焦，逼迫脾之本色外现，导致本病的发生，治疗当取关老"解毒""活血""化痰"之法。方中黄连、黄芩、栀子、黄柏清热燥湿解毒；茵陈、草河车、银花、蒲公英化湿解毒；丹皮、赤芍、酒军凉血活血解毒；又虑湿热之邪郁久伤阴，加用天花粉养阴生津；瓜蒌、枳实行气润肠通便；患者烦躁不安，有热盛动风之象，故用羚羊角粉以凉肝息风。但解毒之药多为寒凉之品，常用会导致寒凉败胃，在病情好转、热象不明显之时，当以固护脾胃气血为主，故用健脾益气、养肝柔肝之剂以善其后，选用生芪、党参、炒白术、焦三仙、鸡内金、当归、白芍以固护脾胃，调养气血。本例患者体现了中医急则治其标、缓则治其本的治疗原则。

（戚团结）

病案 2

李某，男，46 岁，2013 年 7 月 30 日初诊。

简要病史：1 年前患者无名显诱因出现目黄、小便黄，伴右胁下痛，纳差，腹胀，查肝功能谷丙转氨酶、谷草转氨酶及黄疸指数显著增高（具体不详），予保肝治疗后，症状及肝功能指标有所恢复，1 年来反复发作。2 周前患者目黄、小便黄再次加重，伴头晕，腹胀，肝区痛，食少乏力，身倦懒言，口服保肝药无明显缓解。

刻下症：纳呆，头晕，腹胀，多汗，小便黄，怕冷，大便溏。脉弦细滑，苔白厚腻。

查体：皮肤、巩膜黄染，肝脏肋下 1.5cm 可触及，质软，触痛，肝掌（＋）。

实验室检查：ALT812.4IU/L，AST216.4IU/L，GGT68.5IU/L，TB128μmol/L，DB：82.4μmol/L，HBsAg（＋），HBeAg（＋），HBcAb（＋），HBV-DNA1.06×10^{7}copies/mL。

腹部 B 超检查：肝脏慢性弥漫性病变。

西医诊断：慢性乙型病毒性肝炎。

中医诊断：黄疸。

辨证：脾胃虚寒，湿浊内阻。

治法：温脾化湿，行气和胃。

处方：茵陈 30g，炒栀子 10g，酒军 5g，车前子 15g（包煎），茯苓 25g，金钱草 15g，泽泻 15g，公英 30g，炮附子 10g，炒白术 15g，柴胡 10g，猪苓 15g，陈皮 10g，白蔻仁 6g。

另用恩替卡韦（1 片，qd）口服抗病毒，双环醇（50mg，tid）口服保肝。

治疗经过：服药 1 个月，基本守方，于两周后加用女贞子 20g，余如前法。症状明显好转，ALT85.4IU/L，AST56.3IU/L，GGT49.5IU/L，HBV-DNA1.56×10^{4}copies/mL，血清胆红素定量正常，脉弦滑，苔白，湿浊郁积之症已渐好转，于前方法去酒军、附子，加黑桑椹 30g，焦三仙 20g，炒莱菔子 15g，法半夏 6g，以补肾健脾行气，继调治月余，ALT35.2IU/L，AST26.3IU/L，GGT40.1IU/L，HBV-DNA1.56×10^{3}copies/mL，仍有口干、乏力等症状，脉弦细，苔薄白，考虑为湿浊不净，肝肾阴伤，治以益肾养阴为主，兼祛余邪，方用：生芪15g，女贞子25g，黑桑椹20g，茯苓20g，枸杞15g，焦三仙各10g，车前子15g，泽兰15g，猪苓15g，大腹皮子各15g，茵陈15g，炒栀子10g，公英30g，连续服用上方月余，查肝功能、病毒数量均正常，未见明显不适，嘱患者继续服用恩替卡韦，定期复查肝功能、病毒数量及肝脏B超。

按语：本例患者病情较长，以目黄、小便黄、头晕、腹胀、纳差为主要表现，湿热疫毒之邪，蕴久必然导致气血阴阳的亏虚，形成寒热虚实错杂的临床表现。脾为太阴湿土，与湿热之邪同气相求，脾胃为后天之本，气血生化之源，气机升降之枢纽，湿热中阻，肝胆气机不利，湿热蕴积肝胆，肝脾疏运失司，胆汁不循常道，泛溢于肌肤而发为黄疸。其病机为脾胃虚寒，湿浊内阻，治疗当以温脾化湿、行气和胃为法。方中炒白术、茯苓、炮附子健运脾阳，陈皮、白蔻仁醒脾和胃，以杜湿浊生化之源，治其本。茵陈、炒栀子、金钱草、公英清利湿热，车前子、泽泻、猪苓利小便泄阴浊，使湿热之邪从小便而出。酒军解毒通便，使湿邪从大便而出。柴胡疏肝利胆，调和肝脾。湿热之邪久郁，蒸津耗液，就会导致肝肾阴液的不足，故用女贞子、黑桑椹、枸杞子以养肝肾之阴，以达标本兼治的目的。

（戚团结）

病案3

焦某，男，71岁，2018年5月29日初诊。

简要病史：患者既往患慢性乙型病毒性肝炎多年，2014年开始应用恩替卡韦抗病毒治疗，半年前自行停药。2018年5月26日出现周身皮肤黄染，肝功能异常，当地医院查肝功：ALT 344.4IU/L，AST 458.2IU/L，TBIL330μmol/L，DBIL230μmol/

L；乙肝五项：HBsAg（＋），HBeAg（＋），HBcAb（＋）；HBV-DNA2.1×10^7copies/mL。

刻下症：乏力，周身瘙痒，周身皮肤及巩膜黄染，纳差，眠一般，大便黏，小便色深黄。舌红，苔黄腻，脉弦滑。

西医诊断：慢性乙型病毒性肝炎急性发作。

中医诊断：黄疸。

辨证：湿热内蕴，脾气不足。

处方：生黄芪40g，茵陈10g，藿香10g，小蓟15g，白茅根30g，丹皮10g，赤芍20g，泽兰30g，草河车10g，泽泻10g，荷梗10g，地肤子10g，车前子10g（包），炒白术10g，生薏米20g。14剂，每日1剂，水煎温服，每次200mL，早晚分服。

配合八宝丹胶囊每次2粒，每日2次，口服。

二诊：患者服上方14剂后，自觉乏力、纳差等症状较前好转，周身瘙痒症状较前稍好转。舌红，苔黄腻，脉弦滑。2018年6月9日复查肝功：ALT 66.2IU/L，AST 253.0IU/L，GGT303.0IU/L，ALP356.8IU/L，TBIL246.2μmol/L，DBIL179.1μmol/L。上方生黄芪剂量加至60g，加金钱草30g。30剂，每日1剂，水煎温服，每次200mL，早晚分服。

按语：本患者既往慢性乙肝病史多年，曾应用恩替卡韦抗病毒治疗4年余，病情较稳定，自行停用抗病毒药半年后出现复发。患者慢性乙肝病史多年，病久脾气虚弱。乙型肝炎病毒属湿热疫毒之邪，伏藏体内，逾时而发。正虚邪侵是本病发病的基本病机。患者初诊见乏力，周身瘙痒，周身皮肤及巩膜黄染，纳差，睡眠一般，大便黏，小便色深黄，舌红，苔黄腻，脉弦滑，属中医湿热内蕴，脾气不足证，以湿热为主。处方中以清热利湿药物为最多，如茵陈、藿香、小蓟、草河车、泽泻、荷梗、车前子、生薏米，其中藿香是关老常用的行气祛湿的药物，在各类肝胆疾病中辨证中焦有湿邪阻滞的患者均可使用；同时配合活血之品，"治黄必治血，血行黄易却"，丹皮、赤芍活血通络，泽兰理气活血，兼利血分湿热，白茅根凉血活血，又能清热利湿退黄；患者周身瘙痒，加用地肤子，其具有清热利湿止痒之功效。同时，患者以正虚为本，尤以脾气虚最为重要，脾胃为气血生化之源，故配合生黄芪、炒白术健脾益气，以固护中州。复诊时，患者诸症较前好转，转氨酶较前明显下降，邪退正虚，故增加黄芪的量，使正气恢复，防止正虚邪恋；患者胆红素较前有所下降，但下降程度不甚明显，故加用金钱草 30g 以增加利湿退黄之功效。

慢性乙型肝炎急性发作伴有黄疸的患者多为本虚标实，急性期以标实（湿热）为主，故在治疗时以清热利湿为主；同时慢性乙型肝炎本为慢性病程，存在脾气不足的情况，因此在治疗过程中要不忘扶正，注意加用补益脾气之药。在治疗黄疸方面，徐教授沿用关老的学术思想，"治黄必治血，血行黄易却"。关老认为，黄疸病主要是湿热蕴于血分，"病在百脉"，所谓百脉是指周身血脉，肝又为血脏，与胆互为表里，所谓"瘀热发黄""瘀血发黄"都说明黄疸是血分受病，黄疸既然是血脉受病，治黄必然要从治血入手，即在清热祛湿（或温化寒湿）的基础上，加用活血的药物。在黄疸初期，正盛邪实阶段，当集中药力以祛邪为主，疾病后期，邪退正虚，增加黄芪的量，使正气恢复，防止正虚邪恋。根据疾病进展的不同阶段，治疗的侧重点不同，需要分清主次，可获奇效。同时，黄疸病的治疗，一定要注意恢复期的巩固治疗，通过扶正增强机体抵御外邪的能力，防止"死灰复燃"，所以即使西医相关实验室指标已达到正常值，也要继续服药一段时间，这样疾病才不容易复发。

（孙宁宁）

病案4

杨某，女，32岁，2015年12月29日初诊。

简要病史：患者既往乙型病毒携带病史10余年，未规律诊治。10天前情绪波动后出现右胁疼痛，食欲减退，12月21日查乙肝五项：HBsAg（＋），HBeAg（＋），HBcAb（＋）；HBV-DNA3.22×10^{7}copies/mL。肝功能：ALT90IU/L，AST80IU/L，TBIL正常。为求中医治疗就诊。

刻下症：右胁肋部疼痛，烦躁易怒，纳食欠佳，睡眠欠安，大便次数多。舌红，苔薄白，脉弦。

西医诊断：慢性乙型病毒性肝炎。

中医诊断：胁痛。

辨证：肝郁脾虚，湿热未清。

治法：健脾疏肝，佐以清热利湿。

处方：党参15g，藿香10g，小蓟15g，草河车10g，当归10g，白芍10g，炒白术10g，黄芩10g，泽兰15g，炒酸枣仁15g，苦参15g，垂盆草10g，续断15g，生黄芪30g，枸杞子10g，丹参15g，白花蛇舌草30g，荷梗10g。14剂，每日1剂，水煎温服，每次200mL，早晚分服。

患者服上方14剂后复诊：自觉诸症较前好转，因在外地，患者继续按前方服药。

2016年3月1日复诊：右胁肋部不适，乏力困倦，饮食不当易出现大便不成形。舌红，苔薄白，脉弦。上方生黄芪剂量加至50g，加醋柴胡10g，苍术10g，砂仁6g。28剂，每日1

剂，水煎温服，每次 200mL，早晚分服。

　　患者规律复诊，用药随症加减。服前方 5 个月后，于 2016 年 8 月 2 日复诊：2016 年 7 月 12 日复查 HBV-DNA5.07×10^4 copies/mL，肝功正常。症见：纳食稍差，食后大便不成形。舌红，苔薄白，脉弦。上方去小蓟、醋柴胡、白芍、枸杞子、垂盆草，加焦三仙 30g。28 剂，每日 1 剂，水煎温服，每次 200mL，早晚分服。

　　此后患者以上方为基础，根据症状变化酌情进行辨证加减用药，至 2018 年 1 月 26 日复查肝功正常，HBV-DNA < 100copies/mL。

　　按语：本患者既往慢性乙型肝炎病史多年，乙型肝炎病毒属湿热疫毒之邪，湿热之邪留于体内，寄于肝胆，影响肝胆气机，致肝气郁滞，不通则痛，故见右胁肋部疼痛。病久脾气虚弱，脾失健运，故见纳食欠佳，大便次数增多。舌红，苔薄白，脉弦，为肝郁脾虚，湿热未清之象。在治疗时扶正与祛邪兼顾，以党参、生黄芪、炒白术健脾益气、固护中州，当归、白芍、泽兰、丹参养血柔肝、凉血活血，藿香、小蓟、草河车、黄芩、苦参、垂盆草、白花蛇舌草、荷梗清热利湿，同时配合续断、枸杞子、酸枣仁以调补肝肾。复诊时，患者诸症较前稍好转，仍有右胁肋部不适，乏力困倦，饮食不当易出现大便不成形等肝气郁滞、脾虚湿蕴之症，故将生黄芪剂量加至 50g 以增加扶正之力，加醋柴胡以疏散肝郁，苍术、砂仁健脾化湿。后定期以上方为基础随症加减，至 2018 年 1 月 26 日复查肝功正常，HBV-DNA < 100copies/mL，病情稳定。慢性病毒性肝炎多由于急性病毒性肝炎治疗不愈，迁延复发而致，病程较长，临床症状复杂，有的表现以实证为主，有的表现以虚证为主，有的

表现为虚中夹实，即湿热未清，正虚邪恋。临床应当正确辨证施治，扶正与祛邪相结合，方可收到满意疗效。

（孙宁宁）

病案5

朱某，男，48岁，2018年4月24日初诊。

简要病史：患者慢性乙型病毒性肝炎病史10余年，肝功能反复异常，未抗病毒治疗。2周前患者自觉两胁肋部疼痛，为求中医治疗就诊。

刻下症：两胁肋部疼痛，乏力，口干口苦，纳可，眠欠安，多梦，大便干，小便黄。舌暗红，苔黄腻，脉弦滑。

辅助检查：HBsAg（+），HBeAg（+），HBcAb（+），HBV-DNA $4×10^5$copies/mL，ALT153.7IU/L，AST139.2IU/L，GGT212.7IU/L。

西医诊断：慢性乙型病毒性肝炎。

中医诊断：胁痛。

辨证：肝胆湿热，脾气亏虚。

治法：清肝胆湿热，兼以益气健脾。

处方：茵陈10g，藿香10g，丹皮10g，赤芍10g，白芍10g，白术10g，黄芩10g，苦参15g，泽兰15g，枸杞子10g，垂盆草10g，炒酸枣仁15g，续断15g，生黄芪30g，白茅根30g。14剂，每日1剂，水煎温服，每次200mL，早晚分服。

二诊：患者服上方14剂后，自觉两胁肋部疼痛、乏力等症状较前好转，仍有口干口苦。舌暗红，苔黄腻，脉弦滑。上方加小蓟15g，草河车10g。14剂，每日1剂，水煎温服，每次200mL，早晚分服。

三诊：患者服上方14剂后诸症好转，复查肝功正常，继续服用上方14剂以巩固疗效。

按语：本患者既往慢性乙型肝炎病史多年，乙型肝炎病毒属湿热疫毒之邪，湿热之邪留于体内，寄于肝胆，湿热内蕴，故见口干口苦、大便干、小便黄。湿热阻滞气机，不通则痛，故见两胁肋部疼痛。湿热上扰心神，故见眠欠安、多梦。病久脾气虚弱，脾失健运，故见乏力。舌暗红，苔黄腻，脉弦滑，为肝胆湿热之象，本例患者辨证属肝胆湿热，肝郁脾虚，以湿热为主。在治疗时以清利湿热为主，同时也不忘扶正，注意固护中州。处方用药以清利湿热为主，药用茵陈、藿香、黄芩、苦参、垂盆草、白茅根等清热利湿；丹皮、赤芍、泽兰凉血活血；生黄芪、白术、白芍健脾柔肝；同时配合续断、枸杞子、酸枣仁以调补肝肾。复诊时，患者诸症较前好转，仍有湿热之表现，故加用小蓟、草河车以加强清热利湿之功效。后诸症好转，肝功正常，病情稳定。慢性病毒性肝炎多由于急性病毒性肝炎治疗不愈，迁延复发而致，病程较长，临床症状复杂，有的表现为实证，有的表现为虚证，有的表现为虚中夹实，即湿热未清，正虚邪恋。本例患者以湿热邪实为主，因此在治疗中以清利湿热为主。同时由于慢性乙型肝炎患者，病程迁延日久，多存在正气虚的表现，出现脏腑及气血功能的不足，应当注意调整气血、调理肝脾肾，注意固护中州，遵循关老"气血辨证"的学术思想及"中州"理论。

（孙宁宁）

病案6

赵某，女，60岁，2018年9月17日初诊。

简要病史：患者慢性乙型病毒性肝炎病史20年，未予系统诊治。20天前无明显诱因出现腹胀，纳差，无恶心呕吐，无出血症状，无意识障碍，浓茶色尿，腹泻，大便每日4～5次，为墨绿色稀便。就诊于外院检查：ALT1132IU/L，AST2101IU/L，ALB34.3g/L，TBIL191.9μmol/L，DBIL112.83μmol/L，ALP1291IU/L，PTA55%，血氨87μmol/L；乙肝五项：HBsAg（＋），HBeAg（＋），HBcAb（＋），HBV–DNA2.19×10^7 copies/mL。诊断为慢性乙型肝炎，肝衰竭？予保肝降酶、利胆、维持内环境稳定等治疗后复查（2018年9月17日）：ALT18.8IU/L，AST92.4IU/L，ALB30.1g/L，TBIL501μmol/L，DBIL409μmol/L，PTA21%。

刻下症：腹胀，口干，乏力，身黄，目黄，小便黄，大便成形，每日1次。舌淡苔厚，脉滑。

西医诊断：慢性乙型肝炎，亚急性肝衰竭。

中医诊断：黄疸。

辨证：气血亏虚，湿热中阻。

治法：补益气血，清热除湿。

处方：生黄芪100g，炒白术10g，茯苓15g，生薏米30g，广藿香10g，佩兰10g，金钱草30g，龙胆草10g，茵陈10g，黄芩10g，白茅根30g，赤芍20g，垂盆草10g，泽兰20g，青蒿10g，藕节10g，地黄炭10g。7剂，每日1剂，水煎温服，每次200mL，早晚分服。

按语： 患者既往慢性乙型肝炎病史20年，近期无明显诱因出现肝功能指标明显异常，经治疗后病情未见好转，乏力、腹胀等症状加重，PTA进行性下降，胆红素进行性升高，患者肝脏损伤严重，病情危重。中医考虑患者属于正气亏虚，湿热中阻。徐春军教授认为，对于正虚邪实的患者首先分清以正虚为主，还是以邪实为主。本患者属于重症肝病，正虚明显，但仍有身黄、目黄、小便黄、腹胀等症状，故仍属邪实为主，应在祛邪的同时兼以扶正。本患者的主要症状为黄疸，对于此病的治疗，徐春军教授遵循关幼波老中医的观点，认为黄疸多是由于"湿热相搏"而成，在治疗上遵循治黄三法，即治黄必治血，血行黄易却；治黄需解毒，毒解黄易除；治黄要化痰，痰化黄易散。故方中黄芪、白术、茯苓健脾益气扶正，藿香、佩兰芳香化湿，茵陈、生薏米清热利湿，金钱草、龙胆草、垂盆草、黄芩清热解毒，白茅根、赤芍、泽兰、藕节凉血活血，地黄炭防止患者出血，青蒿防止患者感染发热。全方体现了清热利湿、活血解毒、扶助正气的治疗原则。此医案谨遵关老治疗疾病扶正与祛邪相结合的原则，攻补兼施。

（周　易）

病案7

徐某，男，37岁，2011年3月8日初诊。

简要病史：发现携带乙肝病毒十余年，发现肝功能异常1周。

十余年前体检时发现乙肝表面抗原阳性，10年来规律体检，肝功能正常，未用药。1周前饮酒后出现乏力，纳差，就诊于外院，查ALT1337IU/L，AST773IU/L，TBIL159.9μmol/L，DBIL92.3μmol/L。患者为求中医治疗就诊。

刻下症：乏力，可从事日常轻体力活动，头晕，肝区胀闷，食欲减退，纳食减少，食量约为平时一半，眠差，小便黄，大便3日未解。舌红，苔黄腻，脉弦滑。

查体：皮肤、巩膜黄染，未见肝掌，未见蜘蛛痣，腹部平坦，移动性浊音阴性，双下肢无水肿。

西医诊断：慢性乙型肝炎急性发作？酒精性肝损伤？

中医诊断：阳黄。

辨证：肝胆湿热。

治法：清利肝胆湿热。

处方：茵陈30g，藿香10g，苦杏仁10g，化橘红10g，小蓟15g，草河车10g，丹皮10g，赤芍10g，泽兰15g，党参10g，炒白术10g，苦参15g，车前子10g（包），金钱草15g，佩兰10g，白茅根30g。7剂，每日1剂，水煎温服，每日两次，每次200mL。患者拒绝进一步检查及抗病毒治疗，嘱其清淡饮食，禁酒，充分休息。

二诊：1周后复诊，患者诉轻度乏力，腹胀、纳差明显减轻，小便色黄，大便2天一行。舌红苔黄，脉弦。复查肝功能：ALT179IU/L，AST56IU/L。前方去党参，加用生黄芪30g，槟榔10g，继予汤药口服，随症加减。

2个月后复诊：患者乏力、腹胀明显减轻，纳食如常，小便色淡黄，大便每天1次。舌红，苔薄黄，脉弦。复查肝功能各项指标均正常。嘱患者定期复查。

按语：急性肝炎或慢性肝炎急性发作，若出现胆汁淤积或发展为重症，会伴有胆红素明显升高，所以中医传统观念中，常将急性肝炎与黄疸联系起来。徐春军教授师从关幼波先生，对关老治黄经验多有继承，概括起来有三辨、三要。

三辨：①首辨湿热轻重。湿热证见纳呆，恶心，呕吐，厌油腻，发热心烦，尿黄短少。若湿重于热，兼见头身困重，腹胀，便溏，苔白腻，脉沉滑，当以利湿为主，兼以清热，可用茵陈五苓散加减；若热重于湿，兼见口渴，烦躁，苔黄腻，脉弦数，当以清热为主，兼以利湿，可用茵蒿汤加减；若湿热并重，当以清热利湿，兼以解毒泻火，用茵陈栀子银花汤加减。②二辨在气在血。关老认为，急性病毒性肝炎"有黄湿热较重，无黄湿热较轻",有黄是湿热入于血分,瘀阻血脉,蕴毒生痰,瘀阻血络,熏蒸肌肤而发黄疸,在治疗上清利宜重,偏于治血;无黄是湿热入于气分,胆汁尚能循常道而泄利,故不出现黄疸,在治疗上清利宜轻,偏于治气。实际上气与血互相关联,难于截然分开,无黄只是偏于气分,并非完全不入血,故仍稍佐治血,临床上常可见到开始为无黄,由于治疗不及时,正气虚衰,正不抗邪,或复感外邪,湿热久蕴而入血,瘀阻血分,出现黄疸。如果治疗及时,正气渐复,正盛邪却,湿热由血透气病情减轻,疾病自愈。③三辨三焦部位。湿热侵入三焦,一般以偏于中上二焦、中下二焦和弥漫三焦为多见,湿热偏于中上二焦主要是看舌苔,如苔白、黄或腻,并以恶心、厌油腻、纳呆、身重、乏力为多见,其治疗以芳香化浊为主,如藿香、佩兰、金银花、苦杏仁、橘红等;湿热偏于中下二焦主要看大小便,如尿黄短少、大便燥结,可选用茵陈蒿汤化裁;若湿热下注膀胱,症见尿黄赤、尿频、少腹急痛、尿道灼痛等,可用八正散化裁;若湿热下注大肠,症见腹痛、泻利、里急后重、肛门灼热等,用白头翁汤或葛根芩连汤化裁;若湿热弥漫三焦,则为病情危重之象。

三要:①治黄要治血,血行黄易却。关老师认为,黄疸主要是湿热蕴于血分,病在百脉,百脉即周身血脉,肝为藏血之脏,与胆互为表里。所谓瘀热发黄、瘀血发黄都说明黄疸是血分受病,主要是湿热瘀阻血脉,所以治疗也从治血入手,即在清热祛湿的基础上加用活血药。活血又可分为凉血活血、养血活血、温通血脉。凉血活血旨在清血中瘀热,凉血而不滞邪,使之血脉通达,湿热得除,热邪得清,瘀结得散,常用药物有生地黄、牡丹皮、赤芍、白茅根、小蓟、藕节等;养血活血的药物必须是养血而不助热,活血而祛瘀滞,常用的药物有丹参、白芍、当归、益母草、泽兰、红花、郁金等，用以治疗热邪灼伤阴血，血热血虚兼见者；温通血脉主要是使用温阳通脉的药物，化散瘀滞，疏通百脉，祛除寒湿，常用药有附子、桂枝等。关老师特别指出，运用活血药有四大优点，即加快黄疸的消退，有利于肝脾大的软缩，有助于肝功能的恢复，缓解肝脾区的疼痛。②治黄要解毒，毒解黄易除。当湿热久羁，蕴而成毒，或兼感疫毒之时，毒助热势，热助毒威，必须加用解毒之品，尤对现代医学的急性炎性病变和转氨酶过高者效果显著。若不加用解毒的药物，则湿热难以化散，黄疸不易消退，临床上根据辨证，运用化湿解毒（薄荷、野菊花、藿香、佩兰、黄芩、黄连）、凉血解毒（金银花、蒲公英、草河车、板蓝根、土茯苓、白茅根、青黛、石见穿）、通下解毒（大黄、黄柏、败酱草、白头翁、秦皮）、利湿解毒（金钱草、车前子、车前草、木通、萹蓄、瞿麦）等，同时配以芳香化湿的药物如藿香、苦杏仁、橘红以开上中二焦之气机，使下焦易于通利。酸敛解毒，主要用于黄疸后期，正气耗伤，病邪漫散不羁，必须在清热祛湿或温化湿滞的基础上，佐用一些酸敛解毒药物，常用五倍子、乌梅、五味子等。③治黄要化痰，痰化黄易散。湿热可以生痰，痰阻血络，湿热瘀阻，黄疸胶固难化。使用化痰散结，祛除胶结凝滞的湿热，痰滞得通，可使黄疸易于消退。化痰法多与行气、活血、化瘀诸法配合使用。常用药物有苦杏仁、橘红、莱菔子、瓜蒌等。另外，山楂消食化痰，草决明清肝热化痰，半夏燥湿化痰，焦白术健脾化痰，麦冬、川贝母清热养阴化痰，海浮石清热化痰，郁金活血化痰，旋覆花清化上中焦之顽痰，均为临证常用药物。黄疸使用治痰之法，实为治本之策。

（王　琮）

病案8

姚某，女，24 岁，2016 年 9 月 11 日初诊。

简要病史：患者 20 余年前诊断为慢性丙型肝炎，其间规律诊治。10 年前无明显诱因出现右胁肋部疼痛，疼痛性质为隐痛，间断发作，未予重视，症状未见缓解。3 月前患者无明显诱因出现右胁肋部疼痛加重，疼痛性质为隐痛，发作频率较前增多。9 月 10 日查 HCV–RNA 4.7×10^{5}copise/mL，ALT 197IU/L，AST138IU/L，GGT273IU/L。抗核抗体 M_2（+）。

刻下症：右胁肋部隐痛，自觉乏力困倦，时有腰酸，纳食量略少，眠欠安，时有多梦，二便调。舌偏红，苔白腻，脉弦滑。

西医诊断：慢性丙型肝炎，原发性胆汁性肝硬化。

中医诊断：胁痛。

辨证：肝郁脾虚证。

处方：生黄芪 30g，茵陈 10g，藿香 10g，当归 10g，白芍 10g，炒白术 10g，黄芩 10g，赤芍 10g，金钱草 10g，苦参 15g，泽兰 15g，续断 15g，泽泻 10g，白花蛇舌草 30g，炒酸枣仁 15g，半枝莲 10g，垂盆草 10g，白茅根 30g，小蓟 15g。28 剂，每日 1 剂，水煎温服，每次 200mL，早晚分服。

加用水飞蓟及优思弗口服保肝治疗，嘱患者尽快完善抗病毒治疗。

患者服上方 28 剂后复诊：药后自觉乏力、困倦、腰酸较前好转，近期出现面部痤疮，仍有右胁肋部隐痛，纳食量略少，眠欠安，时有多梦，二便调。舌红，苔白，脉弦滑。上方加丹皮 10g，生薏米 20g，去泽泻、白茅根、续断。28 剂，每日 1 剂，水煎温服，每次 200mL，早晚分服。

患者服上方 28 剂后复诊：药后面部痤疮、右胁肋部疼痛、纳食量少、多梦较前好转，时有腰酸，眼周色暗，二便调。舌偏红，苔白，脉弦滑。上方加续断 15g，黄精 10g。28 剂，每日 1 剂，水煎温服，每次 200mL，早晚分服。

以后患者规律复诊，口服汤药治疗，不适症状较前明显好转。

按语： 本患者幼年输血时感染丙型肝炎病毒，未规律治疗，出现右胁肋部不适症状加重，于徐春军教授门诊治疗。患者平素性情急躁，肝气郁结，失于条达，气滞络阻，不通则痛，故见右胁肋部隐痛。肝气横逆犯脾，脾虚则运化失常，湿浊内生，故见乏力困倦，纳食量少。舌偏红，苔白腻，脉弦滑，均为辨证佐证。综观舌脉证，本病病位在肝脾，病性属虚实夹杂，证属肝郁脾虚，湿浊困脾。治以疏肝健脾、化湿和中为法。方中以生黄芪补气健脾；茵陈、藿香化湿；当归、白芍同用以达补肝体、助肝用之功；炒白术、黄芩同用，既可益气健脾，又可清热化湿；赤芍、小蓟、白茅根凉血解毒；苦参、白花蛇舌草、半枝莲清热解毒；金钱草、泽泻清热利湿；久病多瘀，故用泽兰活血化瘀；患者腰酸，腰为肾之府，故用续断补肝肾，利腰膝。二诊时患者出现面部痤疮，追问病史，患者因心情急躁后出现面部痤疮，舌质较一诊时偏红，上方中加丹皮以凉血清热，加生薏米以健脾利湿。三诊时患者诸症好转，时有腰酸，眼周色黑，考虑患者慢丙肝病程长，久病及肾，故以续断补肝肾，黄精补肾填精。经治疗，患者症状较前好转。患者抗核抗体 M_2（＋），原发性胆汁性肝硬化诊断明确。在治疗上积极应用保肝药及优思弗治疗，肝功能恢复正常。

本医案辨证准确，攻补兼施，中西结合，治疗得当，故患者症状改善明显，疗效良好。

（李牧婵、李晓玲）

第三节　原发性肝癌

病案 1

黄某，男，52 岁，2017 年 8 月 29 日初诊。

简要病史：患者 20 年前于外院确诊为慢性乙型肝炎，2008 年起规律服用拉米夫定抗病毒治疗，2017 年 8 月 25 日 CT 检查提示：肝 S8 段占位，肝硬化。患者为寻求中医治疗来诊。

刻下症：行走欠稳，无明显肝区疼痛，纳尚可，乏力，眠可，双下肢轻肿。舌苔薄白，脉象弦滑。既往史：糖尿病史。

辅助检查：肝功能：DBIL23.7μmol/L，TBIL102.5μmol/L，TBA109.8μmol/L，ALT44.0 IU/L，AST78.6 IU/L，ALB31.2g/L。上腹部 CT 提示：肝 S8 段占位，考虑原发性肝癌，肝硬化，脾大，少量腹水，门脉海绵样变性？食管静脉曲张，胃底－左肾分流。

西医诊断：原发性肝癌，乙型肝炎肝硬化失代偿期，腹水。

中医诊断：积聚。

辨证：肝郁脾虚，湿热未清。

治法：益气健脾，兼以清热除湿。

处方：生黄芪 60g，茵陈 10g，藿香 10g，炒白术 10g，茯苓 15g，生薏米 20g，泽兰 15g，泽泻 10g，黄精 10g，枸杞子 10g，当归 10g，白芍 10g，鸡血藤 30g，焦三仙 30g，金钱草 30g，白花蛇舌草 30g。14 剂，每日 1 剂，水煎温服，每次200mL，早晚分服。

2017年9月12日二诊：上方服14剂，患者乏力好转，纳可，无明显肝区疼痛，眠差，二便调，双下肢不肿。舌苔黄，脉弦。

处方：生黄芪60g，茵陈10g，藿香10g，炒白术10g，茯苓15g，生薏米20g，泽兰15g，泽泻10g，黄精10g，枸杞子10g，当归10g，白芍10g，鸡血藤30g，焦三仙30g，金钱草30g，白花蛇舌草30g，郁金10g，天葵子10g，炒酸枣仁15g。

2017年9月26日三诊：继续服用上方，患者乏力好转，纳可，无肝区疼痛，眠可，二便调。舌苔黄，脉弦。持续予以汤药治疗。

2018年2月10日复查肝功能：DBIL28μmol/L，TBIL102.4μmol/L，TBA125.7μmol/L，ALT26.7IU/L，AST55.9 IU/L，ALB30.1 g/L。

按语：本例患者慢性乙型病毒性肝炎多年，2017年8月确诊为肝癌、肝硬化失代偿期，此类患者平均生存期仅为3个月。徐教授治疗本病经验极其丰富，思路灵活，方法独特。他认为，本病多有气虚阴虚、湿热与痰瘀毒邪，故治疗本病时，应补气益阴，清化湿热毒邪，活血祛瘀。患者自确诊肝癌后，持续吃汤药治疗，4个月各方面情况良好，无明显不适，化验检查无明显波动，肝硬化腹水消退，并发症有所纠正，病情稳定。诊治本病例，徐教授通过稳定肝硬化病情，治病求于本，同时积极扶正祛邪，遏制肝癌病程进展，医治患者疗效斐然，患者随诊两年余，两年来病情稳定。徐教授治疗肝癌，尤其注重中焦脾胃气机的调理，辅以活血化痰、解毒利湿，并结合现代医学研究，全面调整机体免疫能力，从而达到延长生存期、提高生活质量的目的。

（李 杰）

病案2

王某，男，56岁，2018年4月4日初诊。

简要病史：患者原发性胆汁性肝硬化、乙肝病史多年，2018年3月发现原发性肝癌，予恩替卡韦抗病毒治疗，2018年3月21日行介入治疗，术后B超：肝回声粗糙，肝内多发占位病变。患者为求中医治疗就诊。

刻下症：偶有胁肋部疼痛，乏力，纳可，眠欠安，大便一日一行，成形，小便调。舌暗红，苔白，脉沉。

辅助检查：2018年3月28日检查：AFP18μg/L，ALT124 IU/L，AST387IU/L，GGT182 IU/L，ALP182IU/L，TBIL36μmol/L，ALB35.6g/L，HBsAg、HBeAb、HBcAb（＋），乙肝病毒DNA定量 2.03×10^5 copies/mL。

西医诊断：原发性肝癌。

中医诊断：胁痛。

辨证：脾虚，瘀毒互结证。

治法：益气健脾，清热活血解毒。

处方：生黄芪30g，党参15g，炒白术10g，黄芩10g，当归10g，白芍10g，枸杞子10g，黄精10g，炒酸枣仁15g，泽兰15g，白花蛇舌草30g，麦芽15g。14剂，每日1剂，水煎温服，每次200mL，早晚分服。

患者服上方14剂后复诊：自诉乏力缓解，饮食量增加，纳眠可，大便偏溏，小便黄，舌淡红，苔黄腻，脉沉滑。复查：TBIL16μmol/L，AST39IU/L，ALT57 IU/L，ALP146IU/L，ALB38g/L。

处方：生黄芪30g，党参10g，炒白术10g，黄芩10g，当归10g，白芍10g，枸杞子10g，黄精10g，炒酸枣仁15g，藿香 10g，茯苓 15g，泽兰 15g，白花蛇舌草 30g，垂盆草 10g，金钱草 10g，夏枯草 10g，佩兰 10g。

继续服用 14 天，乏力及胁痛缓解，大便成形，肝功能较前恢复。

按语： 初诊时，患者原发性胆汁性肝硬化、肝癌诊断明确，证属脾虚，瘀毒互结证。徐春军教授在治疗肝癌方面，秉承关幼波教授的"中州理论"，肿瘤病久，正气亏虚，脏腑机能减退，故需重视顾护脾胃，以扶正为主，祛邪为辅，少用峻猛药物及毒副作用强的药物，多用补脾药。脾胃居于中州，为气血生化之源，"见肝之病，知肝传脾，当先实脾"，生黄芪补气升阳，益气固表，同时可以提高免疫力，与党参合用，益气健脾；当归、白芍为对药，因为二者均入肝脾二经，脾统血，肝藏血，肝脾同调，同时可以滋养阴血、活血，不会滋腻碍胃，阻滞气机。"阳生补气，阴生补血"，这是扶正的根本，是气血生化之源。黄芩配白术，增强补气健脾、燥湿之功，同时黄芩可以中和炒白术燥热之性，炒白术减少了白术的刺激性，增强了健脾益气之功效。麦芽泄肝经湿热。泽兰活血利水，活血不伤血，长于通肝脾之血。久病体虚阴津亏损，虚热内生，枸杞子、黄精滋补肝肾，肝肾同治，滋水柔肝。枣仁酸甘养血安神。白花蛇舌草味苦、甘，性寒，长于清热解毒。复诊时，患者大便偏溏，根据舌苔及脉象，属于脾虚运化失司，水湿内停，聚湿化热，故加用茯苓健脾化湿，金钱草、垂盆草、夏枯草清热解毒，利湿退黄，佩兰芳香醒脾化湿，藿香长于芳香化浊。《本草正义》云："藿香芳香而不嫌其猛烈，温煦而不偏于燥烈，能祛除阴霾湿邪，而助脾胃正气。"脾虚易生湿，用藿香重在化湿醒脾。恶性肿瘤病情一般较复杂，发现时大多数已是晚期，故多以扶正为主，通过补益气血以达到扶助正气的作用。邪气多为"痰""瘀""毒"，故佐以少量清热解毒、活血化瘀、化湿祛痰之品，以祛邪外出。同时肝癌患者素体偏虚，故一般少用攻伐作用较强之品，充分体现"扶正为主，祛邪为辅"的治疗原则。

（丁　然）

病案 3

陈某，男，64 岁，2018 年 5 月 16 日初诊。

简要病史：患者既往慢性乙型病毒性肝炎史 20 余年，未曾规律诊治。3 天前出现肝区痛，腹胀，在当地医院行腹部 B 超检查提示：肝硬化、腹水，弥漫性肝右上叶占位 4.5cm×5.0cm（具体报告未见），为求进一步诊治遂来我院门诊。2018 年 5 月 15 日检查：ALT 83.1IU/L，AST 77.1IU/L，GGT 120.4IU/L，ALP 201.8IU/L，TBIL 31.3μmol/L，DBIL 6.2μmol/L，ALB 34.4g/L，AFP 28ng/L，HBV–DNA $9.16×10^4$ copies/mL。腹部 B 超检查提示：肝硬化，肝内多发结节，较大者 4.8cm×4.0cm。

刻下症：肝区痛，乏力，偶有腹胀，纳可，眠差，小便黄，大便尚调。舌暗淡胖大，苔白厚腻，脉弦滑。

西医诊断：肝脏占位性病变。

中医诊断：胁痛。

辨证：湿热内阻，气虚痰凝。

治法：清热除湿，健脾化痰。

处方：白花蛇舌草 30g，白芍 10g，炒白术 10g，炒酸枣仁 15g，党参 15g，当归 10g，茯苓 15g，广藿香 10g，枸杞子 15g，金钱草 15g，鸡血藤 30g，生黄芪 40g，生薏米 15g，续断 15g，茵陈 10g，郁金 15g，泽兰 15g，泽泻 10g。7 剂，每日 1 剂，水煎温服，每次 200mL，早晚分服。

配合乙肝抗病毒药物口服治疗。

患者服上方 7 剂后复诊：药后自觉肝区痛、腹胀较前略有减轻，仍觉乏力明显，眠差。上方生黄芪剂量改为 60g，加柏子仁 10g，远志 10g。28 剂，每日 1 剂，水煎温服，每次 200mL，早晚分服。

后患者 1～2 个月复诊一次，病情稳定，精神体力尚可。

按语：本案患者既往慢性乙型肝炎病史 20 余年，既往未曾规律诊治。乙肝病毒久留，日久耗伤正气，加之年事已高，脏腑功能逐渐衰退，初诊见胁胀痛，乏力，腰膝酸软，舌淡暗胖大，苔白厚腻，脉弦滑，属于中医脾气亏虚，湿热未清，毒瘀互结证。《黄帝内经》云："正气存内，邪不可干。""邪之所凑，其气必虚。"徐春军教授认为，恶性肿瘤患者，皆可见正气亏虚，诸邪盘根错节，不可贪求速效而拾末遗本，贻误病情，应以扶正为主，祛邪为辅，这是治疗的总原则。本例治疗原则为益气健脾，清热利湿，活血解毒。方中生黄芪、白术、茯苓健脾益气扶正，有提高细胞免疫水平和补体水平及抑制体液免疫的作用，通过扶正而抑制肿瘤的发展。当归与白芍配伍养血柔肝，泽兰活血通络，枸杞子肝肾之阴，金钱草清热利湿，生薏米健脾利湿。方中未用大量清热解毒、苦寒伤胃之品，其间生黄芪剂量逐渐增加，最大增至 80g，足以证明扶正的重要性。药方虽随患者的伴随症状加减，但常用的固定药为生黄芪、炒白术、生薏米、金钱草、当归、白芍、泽兰、炒酸枣仁、泽兰、枸杞子，体现了肝癌的补气健脾、清热利湿、活血化痰解毒的治疗原则。此医案谨遵关老治疗疾病扶正与祛邪相结合的原则，攻补兼施，重视调理肝脾肾，故收到满意疗效。

（李晓玲）

病案 4

庄某，男，54 岁，2017 年 7 月 20 日初诊。

简要病史：患者既往慢性乙型病毒性肝炎史 20 年，10 年前确诊为原发性肝癌，患者先后行十余次介入治疗。就诊前 2 周行介入治疗，患者周身不适，为求中医治疗就诊。

刻下症：乏力倦怠，纳差，右侧胁肋不适，腰膝酸软，大便正常，眠差。舌淡暗，苔白腻，脉沉。

西医诊断：原发性肝癌。

中医诊断：胁痛。

辨证：气虚血滞，痰瘀互结。

治法：益气健脾，活血化痰。

处方：生黄芪 30g，茵陈 15g，藿香 10g，当归 10g，白芍 10g，北豆根 6g，苦参 15g，炒白术 10g，黄芩 10g，泽泻 10g，泽兰 15g，炒枣仁 15g，川楝子 10g，续断 15g，半枝莲 15g，白花蛇舌草 15g，冬瓜皮 10g，白英 10g。14 剂，每日 1 剂，水煎温服，每次 200mL，早晚分服。

服药期间配合口服抗乙肝病毒药物治疗。

患者服上方 14 剂后复诊：药后觉乏力倦怠较前缓解，上方生黄芪改为 40g。28 剂，每日 1 剂，水煎温服，每次 200mL，早晚分服。

患者服上方 28 剂后复诊：药后自觉胁肋不适稍缓解，腰膝酸软较前好转，上方去泽兰、炒枣仁、川楝子、冬瓜皮，加桃仁 10g，荷梗 10g，山茱萸 10g。28 剂，每日 1 剂，水煎温服，每次 200mL，早晚分服。

以后患者 1～2 个月复诊一次，定期复查甲胎蛋白，患者病情较稳定，多次行介入治疗配合口服中药，精神体力尚可。

按语：本患者从诊断为原发性肝癌至今生存时间 13 年余。肝癌属于中医"积癥""血臌"范畴。《诸病源候论·痕病诸候》曰："癥瘕者，皆由寒温不调，饮食不化，与脏气相搏结所生也。"徐春军教授治疗肝癌，辨病与辨证相结合，通过四诊八纲进行整体辨证。治疗上以扶正为主，以祛邪为辅。《黄帝内经》云："正气存内，邪不可干。"方中重用生黄芪，剂量逐渐增加，最大增至 100g。现代药理研究表明，黄芪有提高细胞免疫水平和补体水平及抑制体液免疫的作用，通过扶正而抑制肿瘤的发展。祛邪为辅，运用小剂量、经药理研究证明有抗癌作用的半边莲、半枝莲、白花蛇舌草、白英等药物，而不用苦寒清泄、攻伐消痞之品而伤胃气。另外，当归、白芍、泽兰、续断等滋补肝肾之品亦能扶正。肝癌得之于气，受病于血，徐教授善用当归、泽兰、桃仁、丹参、阿胶珠等药养血活血之品，佐以软坚化痰之品，而不用水蛭、虻虫、蜈蚣等通利峻猛的破血消瘀之品。最后，徐教授重视调理脾胃。脾胃为后天之本，气血生化之源，且"见肝之病，知肝传脾，当先实脾"，故方中用白术等健脾利湿之品健运脾胃，使气血可生，气机得畅，水湿可化，痰无以生。纵观全方，没有众多的清热解毒、苦寒伤胃之品，没有破血攻瘀、耗气伤正之味，以健脾补气扶正为主，养血活血化瘀为治。此医案谨遵关老治疗疾病扶正与祛邪相结合的原则，攻补兼施，重视调理肝脾肾，故收到满意疗效。

（吴京京）

病案 5

李某，女，63 岁，2018 年 6 月 5 日初诊。

简要病史：患者 1982 年发现乙肝病毒感染，未规律诊治。1988 年发现肝硬化、脾功能亢进，行脾切除术。2003 年诊断为肝癌，行部分肝脏切除。2007年曾出现上消化道出血。2003～2011年口服拉米夫定抗病毒，2011年开始服用恩替卡韦至今。

刻下症：乏力，四肢不温，双下肢发沉、水肿，腹胀，胃脘不适，纳食一般，眠差，目前服用利尿剂，尿量可，大便不成形。舌暗红，苔黄，脉沉。

辅助检查：2018年5月31日检查：ALT 24IU/L，AST 52IU/L，TBIL 45.8μmol/L，DBIL 16.8μmol/L，GGT 181IU/L，AFP 24 ng/L。腹部超声提示：肝脏部分切除术后，肝脏弥漫性病变，胆囊炎，胆结石，盆腔积液，最深处4.2cm。

西医诊断：原发性肝癌，肝炎肝硬化，腹水。

中医诊断：积聚。

辨证：气血不足，阳虚水停。

治法：益气养血，温阳利水。

处方：生黄芪60g，茵陈10g，藿香10g，炒白术15g，黄芩10g，当归10g，白芍10g，赤芍10g，金钱草30g，炒枣仁30g，泽兰15g，泽泻10g，水红花子10g，续断15g，枸杞子10g，阿胶珠10g，黑顺片10g，楮实子10g。14剂，每日1剂，水煎温服，每次200mL，早晚分服。

患者服上方14剂后复诊：药后乏力、睡眠较前改善，仍觉腹胀，自觉有尿不尽感，上方生黄芪改为100g，加防己10g，水红花子改为15g。28剂，每日1剂，水煎温服，每次200mL，早晚分服。

患者服上方28剂后复诊：药后自觉四肢不温、下肢发沉较前好转，腹胀较前缓解，食欲一般，上方去泽兰、炒枣仁、川楝子、冬瓜皮，加桃仁10g，荷梗10g，山茱萸10g。28剂，每日 1 剂，水煎温服，每次 200mL，早晚分服。

此后患者 1 ～ 2 个月复诊一次，定期复查甲胎蛋白始终正常，患者病情稳定，精神、体力尚可。

按语： 患者既往慢性乙型肝炎病史三十余年，曾行脾切术手术，诊断为肝癌十余年。初诊见乏力，四肢不温，双下肢发沉、水肿，腹胀，胃脘不适，纳食一般，眠差，大便不成形，辅助检查见盆腔积液，属于中医气血不足、阳虚水停证。徐春军教授继承其师关幼波教授学术思想，对肝病辨证施治基本上是以脏腑、气血论治，且以扶正治其本，祛除余邪治其标。肝癌一旦发现，均已正虚，当以扶正为主，扶正主要是益气养血，即以无形胜有形，正复积自除。方中黄芪、当归、白术、阿胶珠健脾益气养血，黄芪逐渐加量，最大至 100g，现代药理研究表明，黄芪有提高细胞免疫水平和补体水平及抑制体液免疫的作用，机体依靠正气的恢复以及扶正中药调节免疫功能来抑制或消灭肿瘤细胞。当归与白芍配伍养血柔肝；茵陈、黄芩、金钱草、泽泻清理三焦湿热，利水消肿；配以泽兰、赤芍活血通络，调和气血，活血而不伤正，气血舒畅，则水湿易行；续断、枸杞补肝肾；患者四肢不温，气虚及阳，故用黑顺片补益阳气。通过综合调理，患者症状消失，生活质量明显改善，虽患肝癌，但其生存期远远超过肝癌患者的平均生存期限。

（吴京京）

病案 6

秦某，男，76 岁，2017 年 3 月 29 日初诊。

简要病史：患者乙肝"小三阳"病史多年，2009 年确诊为原发性肝癌，行部分肝脏切除术，此后复查多次发现肝癌复发，2010～2017年，其间间断行肝脏介入术1次、射频消融术3次，2009年至就诊前服用拉米夫定抗病毒。为寻求中医治疗来诊。

刻下症：肝区阵发疼痛，周身乏力，纳食尚可，眠欠安。舌色淡红，苔白腻，脉细。

西医诊断：原发性肝癌。

中医诊断：积聚。

辨证：中气不足，痰湿凝结。

治法：补中益气，兼以化湿。

处方：生黄芪60g，太子参30g，当归10g，白芍10g，炒白术10g，黄芩10g，佩兰10g，生薏米15g，枸杞子10g，黄精10g，白英10g，半枝莲10g，炒酸枣仁10g，焦三仙30g。28剂，每日1剂，水煎温服，每次200mL，早晚分服。

2017年4月19日二诊：药后无明显上火症状，化验转肽酶725IU/L，肿瘤标志物阴性，单核细胞偏高。另诉血糖、血脂偏高，前列腺肥大但无尿痛、尿不尽症状，偶有少腹胀痛。舌红，苔白厚，中部色黑，脉偏盛。原方去黄精，加用白芍至20g，加木瓜10g，橘核10g，砂仁10g，鸡血藤10g。28剂，每日1剂，水煎温服，每次200mL，早晚分服。

2017年5月3日三诊：药后少腹痛减，偶有便溏，复查肝功：转肽酶147IU/L，总胆红素24.9μmol/L，直接胆红素23μmol/L。舌红苔黄。上方去橘核，加苍术10g，金钱草30g。28剂，每日1剂，水煎温服，每次200mL，早晚分服。

按语：该患者患病时间较长，久病脾肾俱亏，且既往行肝切除术及介入术，皆为耗损气血之为，故以用生黄芪、太子参、炒白术健脾益气，当归、白芍养血，枸杞、黄精益肾填精。患者正气亏虚，正虚邪恋，仍有湿邪未去，故以薏米、佩兰祛湿，黄芩清郁热，且可反佐诸多温药。二诊患者虽未诉上火表现，但舌脉俱是热象，舌苔中后部渐黑，有热盛伤阴之兆，故去黄精，重用白芍，加木瓜养阴敛阴。三诊时出现了便溏的症状，加用苍术燥湿止泻，胆红素偏高，加金钱草利胆退黄。对于肝癌的中医治疗，最主要是改善症状，提升生活质量，待患者病情较稳定，可酌加蛇舌草、白英、三棱、莪术等攻伐之品。

（李　婷）

病案7

宿某，男，65岁，2015年9月18日初诊。

简要病史：患者既往慢性乙型病毒性肝炎史20年，2005年3月～2006年3月行干扰素治疗1年后停药。半月前患者自觉肝区不适，就诊于外院，腹部增强CT检查可见肝右叶肿物，大小约8.9cm×7.0cm，边界清晰，动脉期强化，门脉期进一步强化，静脉期强化减低，考虑：①肝内病变，肝癌伴子灶；②肝硬化。AFP4.45ng/mL，HBV-DNA6.4×10^5 copies/mL。

刻下症：肝区不适，偶有恶心，无呕吐，无腹胀、腹痛，无心慌、胸闷，纳眠可，二便调。舌淡红，苔黄腻，脉细。

西医诊断：原发性肝癌。

中医诊断：肝癌。

辨证：脾气亏虚，湿热未清，毒瘀互结。

治法：益气健脾，兼清余邪。

处方：生黄芪50g，党参10g，炒白术10g，黄芩10g，当归10g，白芍10g，枸杞子10g，黄精10g，炒酸枣仁10g，藿香10g，泽兰15g，白花蛇舌草30g，茵陈10g，金钱草30g，苦参15g，焦三仙30g。14剂，每日1剂，水煎温服，每次

200mL，早晚分服。

按语： 本患者诊断为原发性肝癌，既往慢性乙型肝炎病史20年，病程较长，加之年龄较大，必然正气不足，脏腑功能衰退。患者目前以肝区不适为主要表现，无其他明显不适。苔黄腻，脉细，提示脾气不足，湿热内蕴。徐春军教授认为，患者虽然正虚，但若不清除邪气，则正气无以来复，故首诊治以扶正，兼顾清热利湿、活血解毒，后期邪气渐去，则可增加扶正的力度。方中生黄芪、白术、茯苓健脾益气扶正，使祛邪而不伤正，亦通过扶正而抑制肿瘤的发展。当归与白芍配伍养血柔肝，泽兰、丹参活血通络，枸杞子、黄精、炒枣仁养肝肾之阴，茵陈、藿香、黄芩清热利湿，白花蛇舌草、金钱草、苦参清热解毒，焦三仙健脾护胃。全方攻补兼施，体现了治疗肝癌的补气健脾、清热利湿、活血解毒原则。

（周　易）

病案8

冯某，男，75岁，2015年11月6日初诊。

简要病史： 患者既往慢性乙型病毒性肝炎史20年，3年前出现右腹部不适，经检查，确诊为原发性肝癌，先后行2次介入治疗。近期复查甲胎蛋白正常。

刻下症： 右胁胀痛，乏力，腰膝酸软，大便两日一行，偏干，纳少，眠差。舌暗淡胖大，苔白厚腻，脉弦滑。

西医诊断： 原发性肝癌。

中医诊断： 肝癌。

辨证： 脾气亏虚，湿热未清，毒瘀互结。

治法： 益气健脾，兼清余邪。

处方： 生黄芪30g，茵陈10g，藿香10g，炒白术10g，黄芩 10g，当归 10g，白芍 10g，天葵子 10g，鸡血藤 10g，藤梨根 10g，泽兰 15g，茯苓 10g，白英 10g，荷梗 10g，炒枣仁 15g枸杞子 10g，木瓜 10g，丹参 15g，生薏米 15g。28 剂，每日 1剂，水煎温服，每次 200mL，早晚分服。

服药期间配合口服抗乙肝病毒药物治疗。

患者服上方 28 剂后复诊：药后自觉右胁胀痛较前略有减轻，仍觉乏力明显，眠差，腰膝酸软。上方生黄芪剂量改为60g，加柏子仁 10g，远志 10g，续断 10g。28 剂，每日 1 剂，水煎温服，每次 200mL，早晚分服。

患者服上方 28 剂后复诊：药后右胁胀痛、眠差、腰膝酸软较前好转，仍时有乏力，时有口干。上方生黄芪剂量改为 80g，去木瓜，加五味子 10g，乌梅 10g。28 剂，每日 1 剂，水煎温服，每次 200mL，早晚分服。

以后患者 1～2 个月复诊一次，定期复查甲胎蛋白始终正常，患者病情稳定，精神、体力尚可。

按语： 本患者从诊断为原发性肝癌至今生存时间约 6 年。患者既往慢性乙型肝炎病史 20 年，既往曾行两次介入治疗，此为祛邪手段，必然耗伤正气，加之年事已高，脏腑功能逐渐衰退。初诊见胁胀痛，乏力，腰膝酸软，舌淡暗胖大，苔白厚腻，脉弦滑，属于中医脾气亏虚，湿热未清，毒瘀互结证。《黄帝内经》云："正气存内，邪不可干。""邪之所凑，其气必虚。"徐春军教授继承其师关幼波教授学术思想，认为恶性肿瘤患者，皆正气亏虚，诸邪盘根错节，不可贪求速效而拾末遗本，贻误病情，应以扶正为主、祛邪为辅为治疗总原则。本例治疗原则为益气健脾，清热利湿，活血解毒。方中生黄芪、白术、茯苓健脾益气扶正，有提高细胞免疫水平和补体水平及抑制体液免疫的作用，通过扶正而抑制肿瘤的发展。当归与白芍配伍养血柔肝，泽兰、丹参活血通络，枸杞子养肝肾之阴，藤梨根、白英、天葵子清热解毒，黄芩清热利湿，生薏米健脾利湿。方中未用大量清热解毒、苦寒伤胃之品，其间生黄芪剂量逐渐增加，最大增至80g，足以证明扶正的重要性。此医案谨遵治疗肝癌扶正与祛邪相结合的原则，攻补兼施，重视调理肝脾肾，故收到满意疗效。

（李牧婵）

第四节　原发性胆汁性肝硬化

病案1

仇某，女，68岁，2016年8月3日初诊。

简要病史：患者1年前体检时发现肝功能异常，行进一步检查后诊断为"原发性胆汁性肝硬化"，1年来规律口服优思弗及保肝药，肝功能反复异常。为求中医治疗就诊。

刻下症：周身关节疼痛，背部皮肤瘙痒，纳眠可，小便调，大便黏。舌红苔黄腻，脉滑。

辅助检查：2016年8月1日检查肝功能：ALT 92IU/L，AST 73IU/L，GGT 680IU/L，TBIL30.25μmol/L。

西医诊断：原发性胆汁性肝硬化。

中医诊断：痹证。

辨证：肝胆湿热证。

治法：清利湿热。

处方：茵陈10g，藿香10g，丹皮10g，赤芍10g，炒白术10g，黄芩10g，郁金10g，木瓜10g，苍术10g，生薏米10g，泽泻 10g，垂盆草 10g，泽兰 10g，败酱草 10g，黄芪 15g。28
剂，每日 1 剂，水煎温服，每次 200mL，早晚分服。

2016 年 8 月 31 日二诊：复查肝功能，谷丙转氨酶 70IU/L，
谷草转氨酶 76IU/L，转肽酶 757IU/L，胆红素 21.49μmol/L。服
药后关节疼痛减轻，后背瘙痒不减，大便仍不成形，另诉脱发。
原方去丹皮，加用黄芪至 30g，加茯苓 15g，葛根 10g，防风
10g。

2016 年 9 月 28 日三诊：复查肝功能，谷丙转氨酶 78IU/L，
谷草转氨酶 74IU/L，转肽酶 811IU/L，胆红素 22.9μmol/L。现
无关节症状、大便溏、皮肤瘙痒均减轻，前额新起细小皮疹，
色红、瘙痒，近日食欲不佳。舌红，苔白腻，脉滑数。上方去
木瓜、防风、葛根、败酱草，加苦参 10g，地肤子 10g，黄连
10g，金钱草 10g。

2016 年 10 月 26 日四诊：复查肝功能，谷丙转氨酶 39IU/L，
谷草转氨酶 41IU/L，转肽酶 659IU/L，胆红素 21.2μmol/L。

2016 年 11 月 23 日五诊。复查肝功能，谷丙转氨酶 28IU/
L，谷草转氨酶 34IU/L，转肽酶 293IU/L，胆红素 17.6μmol/L。
患者近来自觉病情减轻，心情愉悦，二便调。舌红苔白，右关
脉盛。上方去苍术、金钱草，加炒栀子 10g。

按语：原发性胆汁性肝硬化属自身免疫性肝病，临床常见
肝郁脾虚、肝肾阴虚、湿热瘀血、湿热蕴结、脾胃气虚、湿滞
血瘀等证候。该患者证属湿热，且以湿为主，以茵陈、藿香、
苍术、生薏米、泽兰、泽泻化湿利湿，黄芩、丹皮清热，在清
利湿热的基础上，随症加金钱草、郁金利胆退黄，木瓜强筋骨
利关节，苦参、地肤子治疗湿热为主的皮疹，以及茯苓、败酱
草、葛根等清理肠道湿热，改善大便情况。患者多次复查各项

生化指标均呈波动下降，到四诊时基本降至正常。在肝功能异常的治疗过程中，有可能会存在化验检查数值升高的情况，作为中医大夫，一方面需要参考化验单，另一方面却不能受限制于化验单，要抓住主要矛盾，兼顾次要矛盾。若存在肝功异常，在治疗上要需要酌情用到降酶、退黄的药如垂盆草、金钱草，但更重要、更能体现中医诊疗优势的是全身状态的调整，即归根结底的辨证论治。

（李 婷）

病案 2

吴某，男，35 岁，2018 年 6 月 4 日初诊。

简要病史：患者 2017 年因胁肋部不适就诊于当地医院，诊断为原发性胆汁性肝硬化，2018 年 5 月因消化道出血于当地医院住院治疗，现患者为求进一步治疗就诊于徐春军教授门诊。

刻下症：阵发反酸烧心，阵发胁肋部不适，乏力，面色萎黄，无心慌、胸闷，纳眠可，大便每日 2 次，质软成形。舌质红，有裂纹，少苔，脉弦细。

辅助检查：腹部超声（2018 年 5 月 21 日）检查：肝硬化，肝内回声结节状，门脉不全栓塞，脾大，胆囊壁毛糙，腹腔积液。

西医诊断：原发性胆汁性肝硬化。

中医诊断：胁痛。

辨证：气血亏虚，阴虚火旺。

处方：生黄芪 60g，炒白术 10g，藿香 10g，当归 10g，白芍 10g，阿胶珠 10g，丹参 15g，泽兰 30g，酒黄芩 10g，草河车 10g，桃仁 10g，茵陈 10g，金钱草 15g，仙鹤草 10g。14 剂，每日 1 剂，水煎温服，每次 200mL，早晚分服。

二诊：患者诉胁肋部疼痛及反酸烧心较前缓解，仍有腹胀，复查腹部超声提示仍有腹腔积液。神清，面色萎黄，舌淡红，少有裂纹，少苔，脉弦。在上方基础上增加生黄芪至80g，加大腹皮10g，泽泻10g，茯苓10g，去赤芍、草河车，继服14剂。

三诊：患者诉腹胀较前减轻，小便量增多，纳眠可，大便调，面色较前红润，舌淡红，苔薄，脉弦。上方去仙鹤草、金钱草，继服14剂。

按语： 患者肝病日久，气机不畅，肝郁而克伐脾土，以致气血生化无源，气血不足，故见乏力虚弱，面色萎黄。舌质红少苔，为阴虚火旺之象。方中重用黄芪、仙鹤草补气扶正，白术、藿香健脾化湿，当归、白芍、阿胶珠养血滋阴，黄芩、草河车、茵陈、金钱草清热解毒。肝气郁滞，血行不畅而成瘀，故加丹参、泽兰、桃仁活血祛瘀。二诊后患者湿气较重，予加大腹皮、泽泻、茯苓化湿理气。

（卢铭路）

病案3

梁某，男，48岁，2016年6月22日初诊。

简要病史：2014年被确诊为原发性胆汁性肝硬化，2016年6月出现消化道出血，查血红蛋白51g/L，肝功能正常，腹部超声（2016年6月11日）：肝硬化，脾大，腹腔积液。经治疗后好转出院。为求进一步中医治疗就诊。

刻下症：肝区偶有不适，腹胀，无腹痛，无身黄、目黄、小便黄，纳眠可，大便每日2次，质黏。舌红，苔黄腻。脉弦。

西医诊断：原发性胆汁性肝硬化，腹水。

中医诊断：积聚。

辨证：湿热蕴结。

处方：藿香10g，当归20g，白芍10g，赤芍10g，阿胶珠10g，丹参15g，泽兰30g，桃仁10g，酒黄芩10g，茵陈10g，草河车10g，金钱草15g，仙鹤草10g，防己10g，生黄芪60g，炒白术10g。14剂，每日1剂，水煎温服，每次200mL，早晚分服。

患者服上方14剂后复诊：药后自觉腹部轻松，大便情况好转，偶觉腰膝酸软。上方去草河车，加续断10g，川牛膝10g。14剂，每日1剂，水煎温服，每次200mL，早晚分服。

按语：本患者原发性胆汁性肝硬化诊断明确，患者主要表现为腹胀，大便质黏，舌红，苔黄腻，脉弦，均是湿热蕴结的表现，法当清热除湿，但考虑患者久病，必然耗伤正气，故在清热的同时兼顾脾胃。方中用藿香、茵陈清热利湿，黄芩、草河车、金钱草清热解毒，丹参、泽兰、桃仁活血通脉，防己利水，生黄芪、炒白术健脾和胃，当归、白芍、赤芍养血和血，阿胶珠补血养血，仙鹤草解毒养正。经治疗，患者腹胀及大便情况均有好转，但出现腰膝酸软的症状，提示湿热已去，肝肾不足，故于原方中去草河车，加续断、川牛膝。

（周 易）

病案4

刘某，女，71岁，2011年6月14日初诊。

简要病史：发现原发性胆汁性肝硬化3年余，腹胀1个月。3年前体检发现肝功能异常，就诊于外院，诊断为"原发性胆汁性肝硬化"，规律口服熊去氧胆酸，曾呕吐鲜血，在外院治疗后缓解。1个月前出现腹胀，双下肢肿，外院B超检：肝硬化，大量腹水，最深处13.1cm。

刻下症：乏力，口干，腹胀，尿量减少，便溏，为黄色稀便，每天 2 次，纳食减少，眠差。舌红少苔，脉弦细。

查体：皮肤、巩膜轻度黄染，可见肝掌，未见蜘蛛痣，腹部膨隆，移动性浊音阳性，双下肢重度水肿。

西医诊断：原发性胆汁性肝硬化。

中医诊断：鼓胀。

辨证：湿热蕴结，气阴两虚。

治法：利水化湿，养阴益气。

处方：茵陈 10g，藿香 10g，生黄芪 100g，泽兰 20g，猪苓 10g，赤芍 15g，车前子 10g（包），金钱草 15g，苍术 10g，青蒿 10g，炒枣仁 20g，小蓟 15g，白茅根 30g，二丑 10g，防己 10g，泽泻 10g，大腹皮 10g，荷梗 10g。14 剂，每日 1 剂，水煎温服，每日两次，每次 200mL。

2 周后复诊：腹胀明显减轻，尿量明显增加，纳眠较前好转，便溏。舌红少苔，脉弦。前方去车前子、荷梗，加用丹皮 10g，草河车 10g，生黄芪减为 60g，继予 14 剂，嘱患者 2 周后复诊。

按语：肝硬化腹水在中医属"鼓胀"范畴，古代医籍多有论述，但在临证时并发症较多，病证也较为复杂。徐春军教授认为水湿内停主要是由于正虚（气虚、脾虚、阴虚），肝郁血滞，中州不运，湿热凝结成痰，瘀阻血络；更由于肝、脾、肾三脏功能失调，三焦气化不利，气血运行不畅，水湿不化，聚而成水。若水蓄日久，或本病湿热未清，蕴毒化热，湿热熏蒸，或见发热，或并发黄疸，严重时痰热互结，蒙蔽心包，也可出现神昏、谵语等肝昏迷之危候。

在治疗上应重视以下几点：

（1）注重补气在利水中的作用：肝硬化腹水的病机实质是本虚标实，气虚血滞。气为血之帅，气虚则血无以帅行，血行不畅而滞留经脉，气血不行则水湿难化，在临证时患者多伴有面色黄、体瘦、语声低微、气息短促、乏力、腹胀大、肢肿、脉沉细无力等症。可见正气亏虚在腹水产生中居主导地位，所以治宜补气与利水并用，使之气足血行而水化。补气法的代表药物为生黄芪，《药性赋》言此药可"补气利水"，现代医学药理研究证明它能够增强机体免疫能力，抗衰老，并具有明显利尿作用。微火浓煎内服补气作用更强，用量30～60g，最大用量可达120g。本例患者首诊用生黄芪100g，缓解后减至60g。曾有一患者腹水达7年之久，长期服用中草药。在重用生黄芪的同时配合党参、当归、白芍等补气养血药物，尽管反复多次大量放水，并未诱发昏迷及肝功衰竭等危候，反而肝功能渐次恢复正常，腹水稳步消退，实由于培补气血之功。

（2）注意疏利三焦以行水：腹水的产生源于气血运行不畅，气郁血滞，肝、脾、肾三脏功能失调，以致聚水而胀，而三焦气化不利为其水蓄的直接因素。三焦所以能发挥有效的决渎作用，排泌水液，与肺、脾、肾的生理功能密不可分，三脏功能的正常和协调，是维持三焦决渎功能的重要保证。若肺气失于宣达肃降，或脾运不健，或肾气开阖不利，三者中任何一脏功能障碍，均可能影响三焦决渎。

所以水的代谢，"其源在脾"，"其布在肺"，"其司在肾"，治水之法在于疏利三焦。

若患者上有胸水，中有腹水，下肢浮肿，属于水湿弥漫三焦，所以在治疗时可以葶苈子、杏仁宣通肺气，白术、茯苓、大腹皮健脾运气，防己、肉桂、车前子、猪苓等温肾通关以利下焦，冬瓜皮、冬瓜子并用通利上下，各药共起疏利三焦作用，配合重用黄芪，病情得以稳定。

本例患者中有腹水，下有肢肿，属中下焦水湿，故加用大腹皮、猪苓、车前子、苍术、白茅根、二丑、防己、泽泻利中下焦水湿。

（3）重视活血化痰以助利水：腹水的产生阶段为肝硬化的失代偿期，而肝硬化的形成主要与病毒性肝炎有关，所以其病机由湿热转化而来，湿邪困脾，脾困日久，运化失职，转输无权，正气亏耗，则脾气虚衰，正气不行，浊气不化，湿浊顽痰凝聚胶结。另外，热淫血分，伤阴耗血，更由于气虚血滞，以致瘀血停留，着而不去，瘀血与痰湿蕴结，阻滞血络则成痞块，进而凝缩坚硬，推之不移，脉道受阻，则络脉怒张，青筋暴露。所以气虚血滞、痰浊内阻为肝硬化之本，故而活血化痰要贯穿肝硬化治疗的始终。徐春军教授认为，活血化痰应用得当与否直接关系到腹水的消退和病情的稳定。本例患者予小蓟、泽兰活血化瘀。

（王 琮）

第五节 脂肪肝

病案1

刘某，男，37岁，2017年3月1日初诊。

简要病史：患者既往脂肪肝十余年，偶有少量饮酒，每月不超过1次，规律体检，转氨酶偶有轻度升高。患者近3个月无明显诱因出现乏力，伴胁肋部疼痛，头发脱落明显，为求中医治疗就诊。

刻下症：偶有胁肋部疼痛，乏力明显，食欲欠佳，食后腹胀，眠可，大便一日一行，便溏薄，小便调。舌暗红，苔厚腻，脉弦数。

辅助检查：ALT56IU/L，AST45IU/L，GGT133IU/L，GLU13 mmol/L，TG3.8mmol/L，TC6.92mmol/L，HDL-C1.04mmol/L，HBsAg、HBeAb、HBcAb（+），乙肝病毒DNA定量 2.03×10^6 copies/mL。B超检查示：中重度脂肪肝。

西医诊断：脂肪肝，慢性乙型肝炎。

中医诊断：胁痛。

辨证：脾气亏虚，肝胆湿热。

治法：益气健脾，清热除湿。

处方：生黄芪15g，党参15g，炒白术10g，当归10g，白芍10g，苍术10g，金钱草10g，泽兰15g，白花蛇舌草30g，焦三仙15g，黄芩10g。14剂，每日1剂，水煎温服，每次200mL，早晚分服。

嘱患者清淡饮食，适量运动，控制体重。

患者服上方14剂后复诊：乏力明显缓解，饮食量增加，纳眠可，偶有腹胀，大便偏溏，小便浊，舌淡红，苔白腻，脉弦滑。复查：ALT38IU/L，AST28IU/L，GGT48IU/L，TG3.0mmol/L，TC5.78mmol/L，HDL-C1.1mmol/L。

处方：生黄芪15g，党参15g，炒白术10g，当归10g，白芍10g，广藿香10g，陈皮10g，茯苓10g，泽兰15g，白花蛇舌草30g，焦三仙15g，生山楂10g，决明子10g。

并嘱患者清淡饮食，适当锻炼。

继续服用上方14天，乏力及胁痛缓解，食欲明显改善，大便成形，胆固醇及甘油三酯降至正常值。

按语：初诊时，患者病属脂肪肝，证属肝郁脾虚，肝胆湿热，慢性乙肝合并脂肪肝诊断明确。慢性乙型肝炎是我国最常见的传染病，乙型肝炎肝细胞损伤主要是病毒大量复制致肝细胞表面产生靶抗原与人体免疫反应共同作用的结果。慢性肝炎病程绵长，迁延难愈，肝细胞点状、灶状、片状甚至呈大块性坏死，使得正常肝小叶的结构被破坏，肝功能损伤，脂肪代谢能力下降，脂肪在肝细胞内沉积。若不及时干预治疗，在乙肝病毒与脂肪沉积两种因素共同作用下，使得肝衰竭、肝硬化、肝癌的发生率及相关死亡率逐渐增加。生黄芪味甘、微温，为补药之长，能益脾胃，为中州之药，党参补养中气，调和脾胃，二药为君药，能健脾益气，补益中州；炒白术与黄芩均可升可降，然白术味厚气薄，阳中之阴也，黄芩性寒，味薄气厚，阴中微阳，二者相合，能健脾胃，清湿热；当归、白芍均入肝脾二经，为补血之要药，能气血同调，补肝体而助肝用，使血和则肝和，血充以柔肝，能抑制肝木亢盛，横克脾土，恢复脾胃升降之功；金钱草甘、咸、微寒，归肝、胆、肾、膀胱经，可以利湿退黄，利尿通淋，解毒消肿，用于湿热黄疸，胆胀胁痛，石淋、热淋，小便涩痛，痈肿疔疮，蛇虫咬伤；泽兰、白花蛇舌草利湿清热；焦三仙调和脾胃，理中化滞。复诊时，患者湿浊内生，热象不明显，故加用祛痰化湿药，广藿香化湿和中，善治中上二焦邪气壅滞，《本草正义》言其"芳香而不嫌其猛烈，温煦而不偏于燥烈，能祛除阴霾湿邪，而助脾胃正气，为湿困脾阳，倦怠无力，饮食不好，舌苔浊垢者最捷之药"；茯苓，甘、淡、平。归心、肺、脾、肾经，可以利水渗湿，健脾宁心，用于水肿尿少，痰饮眩悸，脾虚食少，便溏泄泻，心神不安，惊悸失眠，为治痰主药，且能健脾化湿；山楂味酸、甘、健脾行气，散瘀化痰。此三药合用，化痰除湿，切断痰湿内生之源，即所谓湿无所聚，痰无由生。陈皮理气燥湿化痰。决明子咸苦而甘，归肝、大肠经，有通腑之效，使湿热从下焦而去，其性微寒，能防止诸多补药过于温燥。此患者因为久病体虚，脾气失运，久坐少动，情志内伤，水谷精微运化失调，聚湿成痰至瘀，故治疗时多以健脾祛湿化痰、活血化瘀为治疗原则。

（丁　然）

病案 2

陈某，男，27 岁，2017 年 8 月 14 日初诊。

简要病史：患者既往未规律体检，2017 年 7 月体检时 B 超检查示：重度脂肪肝。患者偶有少量饮酒，否认嗜酒。为求进一步中医治疗就诊。

刻下症：阵发右侧胁肋不适，乏力困倦，大便黏腻难解，纳眠可，小便调。舌红，苔黄根腻，脉滑。

辅助检查：肝瞬时弹性检测示：CAP=313dB/mL，E=13.8kPa。

西医诊断：脂肪肝。

中医诊断：胁痛。

辨证：肝胆湿热。

治法：清利湿热，健脾化痰。

处方：茵陈 10g，藿香 10g，杏仁 10g，橘红 10g，生黄芪 30g，当归 10g，赤芍 10g，白芍 10g，炒白术 10g，黄柏 10g，泽兰 15g，红景天 10g，金钱草 10g，垂盆草 10g，生山楂 10g，泽泻 10g。28 剂，每日 1 剂，水煎温服，每次 200mL，早晚分服。

嘱患者清淡饮食，适量运动，控制体重。

2017 年 9 月 4 日二诊：药后无腹泻，纳可，其余症状基本同前，原方加决明子 10g。

2017 年 10 月 9 日三诊：复查转氨酶较前下降，另诉患脂溢性皮炎，近日小便色黄，舌红，苔白黄腻，脉滑数。上方去白芍、红景天，加苦参 10g，地肤子 10g，黄柏 10g，郁金 10g。

按语： 随着人们生活水平的日益提高，脂肪肝患者也越来越多，发病人群越来越年轻。该患者是青年男性，形体胖盛，平素嗜食甜腻肥甘之品，缺乏锻炼，工作性质需久坐，属于现代医学的非酒精性脂肪肝。本病患者一方面过食甜腻肥甘之品，加重脾胃运化负担，损伤脾胃之气，又缺乏锻炼，进一步阻滞了气血的运行及生成。另一方面，肥甘厚味易生湿热、痰浊，阻碍气血运行。治疗上，初期需以清利湿热化痰浊为主，同时稍佐健脾益气，一方面避免苦寒伤胃，另一方面鼓舞气血运行，有助于湿热痰浊等有余之邪排出。本案辨证属肝胆湿热，热重于湿，且湿热以中下焦为主，应用泽泻、黄柏等清利下焦，茵陈、藿香清中上焦湿热，黄芪益气，泽兰利水化湿，杏仁、橘红、当归、赤芍、白芍活血化痰，血脂高可用山楂、决明子降脂，在脂肪变的基础上出现了早期纤维化，在清热利湿的基础上加入红景天活血柔肝，垂盆草、金钱草保肝利湿。

（李　婷）

第六节　药物性肝损害

病案

董某，男，39 岁，2018 年 4 月 9 日初诊。

简要病史：患者既往曾有"减肥药"长期服用史，具体药物成分不详。3 个月前因肝区不适，间断恶心呕吐，就诊于当地医院，查转氨酶升高，诊断为"药物性肝损害"，予保肝治疗后未见明显缓解。为求进一步治疗就诊。

刻下症：阵发肝区胀闷疼痛，恶心，纳差，面色晦暗，周身瘙痒，大便黏腻，每日一行，眠尚可，小便调。舌暗红，苔黄腻，边有齿痕，脉滑数。

辅助检查：ALT472.4IU/L，AST276.5IU/L，TP63.75g/L，ALB31g/L，TBIL148.6μmol/L。

西医诊断：药物性肝损害。

中医诊断：胁痛。

辨证：肝胆湿热证。

治法：清肝胆湿热。

处方：茵陈10g，藿香10g，白头翁30g，白茅根30g，丹皮10g，赤芍10g，柏子仁10g，炒白术10g，泽兰15g，泽泻10g，垂盆草15g，金钱草15g，小蓟15g，黄芩10g，生薏米30g，地肤子10g。14剂，水煎服，早晚分服。

二诊：患者服用上方14剂，肝区疼痛较前缓解，大便黏腻好转，身痒已除，仍间断有恶心呕吐，纳差。查肝功能：ALT152IU/L，AST76IU/L，TP55g/L，ALB36g/L，TBIL58μmol/L。舌暗红，苔黄腻，齿痕，脉弦缓。上方去茵陈、地肤子，加党参10g，旋覆花10g，代赭石10g，14剂。

嘱患者清淡饮食，少食海鲜及油腻食物。

此后患者规律复诊，随症加减，2018年12月复查肝功能恢复正常。

按语：患者因药物损伤肝脏，致肝失条达，木郁而土壅，湿气弥漫，郁而化热，湿热阻滞，加重病情。用茵陈、白头翁、白茅根、金钱草、泽兰、泽泻、垂盆草、黄芩、地肤子清利湿热，藿香、炒白术、生薏米醒脾化湿，柏子仁养血安神，丹皮、赤芍、小蓟凉血活血。二诊时患者湿热较前减轻，故见肝区不适及大便黏腻好转，身痒缓解，仍有纳差、恶心等不适，故去地肤子，易茵陈为党参，加旋覆花、代赭石，健脾益气，降逆止呕，脾气足则湿气去，湿气去则纳食馨，气机顺畅则呃逆自解。

（卢铭路）

第七节　胆结石

病案

赵某，女，40岁，2018年5月29日初诊。

简要病史：患者既往胆囊结石病史十余年，无明显不适，未治疗。5个月前进食油腻后出现间断右上腹部疼痛，口服止痛药缓解不明显。

刻下症：阵发右上腹部胀痛，进食后加重，时有呃逆，纳尚可，眠安，二便调。舌淡红，苔白，脉弦紧。

辅助检查：腹部超声检查示：胆囊壁毛糙，胆囊结石1.5cm×1.5cm×0.6cm。

西医诊断：胆囊结石。

中医诊断：胁痛。

辨证：肝郁气滞。

治法：疏肝理气。

处方：醋柴胡10g，藿香10g，炒白术10g，当归10g，金钱草15g，白芍10g，延胡索10g，黄芩10g，川楝子10g，荷梗10g，炒栀子10g，槟榔10g，木香10g，党参15g。14剂，水煎服，早晚分服。清淡饮食，忌油腻。

二诊：服药 14 剂后复诊，疼痛较前缓解，呃逆时作，上方中木香调整为 15g，加代赭石 20g。继服 14 剂。

三诊：呃逆仍作，偶有反酸，原方加煅瓦楞子 10g。继服 14 剂。

四诊：患者反酸、呃逆较前缓解，已无明显不适。嘱患者继续清淡饮食，忌食油腻。

按语：患者肝气不舒，气血运行不畅，不通则痛，故见上腹部疼痛。肝气犯胃，故见呃逆。患者胆结石为湿热蕴结而成，腹痛因气滞，呃逆因气逆。治当清肝胆湿热，理气降逆为大法。见肝之病，知肝传脾，实脾为先，加用党参、白术健脾。二诊时患者呃逆时作，加木香、代赭石理气降逆和胃。

（卢铭路）

第八节　酒精性肝病

病案 1

许某，男，55 岁，2017 年 2 月 13 日初诊。

简要病史：患者既往长期大量饮酒。3 个月前患者再次饮酒后出现腹胀，就诊于当地医院确诊为"酒精性肝硬化"，予保肝、利尿等治疗后症状缓解，此后规律用药，1 周前再次出现腹胀、肝区疼痛等不适，为求中医治疗就诊。

刻下症：阵发肝区胀痛，目黄，黄色鲜明，尿少，深黄如茶色，纳差，眠差，大便干，排气多。舌边尖红，苔黄腻，脉弦数。

辅助检查：AST55IU/L，TBIL123.1μmol/L，DBIL80.5μmol/L，

ALB32.8g/L。B超检查：腹水深9.6cm。

西医诊断：酒精性肝硬化，腹水。

中医诊断：鼓胀。

辨证：肝胆湿热。

处方：生黄芪80g，阿胶珠10g，槟榔10g，炒白术20g，垂盆草10g，楮实子10g，大腹皮10g，当归10g，二丑10g，防己10g，广藿香10g，青蒿10g，茵陈10g，郁金10g，猪苓10g，泽兰30g，泽泻10g。14剂，每日1剂，水煎温服，每次200mL，早晚分服。

二诊：患者服上方14剂后复诊，自诉肝区疼痛减轻，身黄、尿黄明显减轻，手心凉，偶有牙龈及鼻出血，腹胀加重，纳食明显增加，寐差。上方生黄芪加至100g，加水红花子15g，黑附片10g，金钱草30g，三七面10g，酸枣仁30g。

此后患者规律复诊，至2018年2月复查肝功能完全恢复正常，腹部B超检查：腹水深1.1cm。

按语：初诊时，患者病属肝硬化失代偿期并发的黄疸，证属肝胆湿热，故治疗黄疸的同时，也要兼顾腹水的治疗。君药中重用黄芪，使用80g，黄芪味甘微温，补气扶正，固表行水，气行则水行，可达到祛湿消肿的目的。关老认为，黄疸关键在于邪入血分，若仅在气分，甚至弥漫三焦，一般也多不会出现黄疸，若入于血分，阻滞百脉，胆汁不循常道而外溢，浸渍于肌肤才能出现黄疸，故关老治黄疸多用"血药"。泽兰，主治衃血，大腹水肿，身面四肢浮肿，可活血祛瘀，利水消肿，活血以化痰，活血不伤正，养血不滋腻，药力横向，对肝脾循环有益。当归、阿胶珠等活血药的应用，正体现"治黄必治血，血行黄易却"的理念。垂盆草、青蒿清热解毒，导邪外出。茵陈、藿香化湿清热，芳香健脾。藿香是关老常用的行气祛湿药，在各类肝胆疾病中辨证中焦有湿邪阻滞的患者均可使用，常常配伍佩兰、砂仁、杏仁、橘红等药物加强疗效。临床中关老十分重视调理脾胃，不仅在肝病的治疗中提出了"调理肝、脾、肾，中州要当先"的观点，在各科杂病的辨证施治中也十分重视健脾运化，以固"后天之本"，培育"气血生化之源"。楮实子、槟榔、二丑、泽兰、泽泻、白术、猪苓、大腹皮皆可利水消肿，同时泽泻、白术可实脾运湿。《金匮要略·脏腑经络先后病脉证》曰："见肝之病，知肝传脾，当先实脾。"故在治疗中均应注意调理中州，稍佐祛邪，使湿热余邪非但无处藏身，而且又无由以生。防己可利水消肿，祛风止痛，"风药"多具行、窜、动等性质，善宣畅气机，活跃气血，使脏腑气血条达，血府畅达。郁金理气活血利胆，使胆道通畅。复诊时，黄疸明显减轻，其邪气渐退，正气已虚，加用生黄芪，增加益气健脾药的力量。因患者腹水加重，故加水红花子。本药可消水气，活血消积，健脾利湿，配伍大腹皮，行气宽中，宣通水道。增加少量黑附片，温阳健脾，"湿得温则行"，加少许温药，有助于祛除湿邪。现代临床中医医家发现，即使辨证属于阳黄，佐以少量温阳健脾药，效果更加显著。阳黄以湿热为主，用药多寒凉，恐伤脾胃之阳气，故佐以温药。加酸枣仁养心安神，改善患者失眠。患者偶有牙龈及鼻出血，予三七止血。三七具有活血止血双向调节作用。规律用药后黄疸尽退，复查胆红素、肝功均正常，腹水也明显减少。

（丁　然）

病案2

张某，男，35岁，2016年11月9日初诊。

简要病史：患者既往长期大量饮酒，2月前体检时发现肝功能异常，完善检查后确诊为"酒精性肝硬化"。予保肝治疗，嘱戒酒。10天前患者再次饮酒后出现右胁痛、乏力，3天前无明显诱因胁痛、乏力加重，伴身黄、尿黄，黄色逐渐加重。

刻下症：身黄，尿黄，面色晦暗，全身严重乏力，腹胀，伴食欲不振，恶心，呕吐，呕吐物为胃内容物，眠差，怕冷，大便稀溏，小便量少。舌苔薄白，边有齿痕，脉沉缓。

辅助检查：ALT180IU/L，AST182IU/L，TBIL228.1μmol/L，DBIL130.5μmol/L，ALB30.8g/L。凝血酶原活动度38%。

西医诊断：慢加急性肝衰竭，酒精性肝硬化。

中医诊断：黄疸。

辨证：脾肾阳虚，气血不足。

处方：黄芪80g，茵陈40g，党参20g，茯苓15g，白术10g，干姜5g，黑附片10g，郁金10g，金钱草15g，厚朴10g，苦杏仁10g，化橘红10g，当归20g，白芍10g，泽兰15g。14剂，每日1剂，水煎温服，每次200mL，早晚分服。

二诊：患者服上方14剂后复诊，身黄、目黄较前明显减轻，乏力缓解，饮食量较前增加，腹胀缓解。复查：TBIL96.4μmol/L，DBIL50μmol/L，AST79IU/L，ALT76IU/L。增加黄芪的量至100g，继续服用中药，规律复诊。

按语：此患者既往酒精性肝硬化病史，此次就诊黄疸逐渐加重，严重乏力，严重腹胀，凝血酶原活动度减低，谷丙转氨酶升高，胆红素升高超过10倍正常值，急性肝衰竭不除外，且易出现肝肾综合征、出血、感染等并发症，病情危重。

根据患者舌苔脉象、临床症状，中医辨证为脾肾阳虚，气血不足。患者严重乏力，大便稀溏，属于正气亏虚。方中重用黄芪补益正气，以补气扶正为主，益气化湿，通行血脉；黑附片配伍干姜温中散寒，温肾暖脾；茵陈、郁金、金钱草利湿退黄；脾虚生痰，肾阳虚水气上泛为痰，故用杏仁、橘红醒脾开胃，化湿和中，化痰和胃，顾护胃气；党参、白术健脾燥湿，茯苓健脾利水渗湿，安神；厚朴行气消胀；当归、白芍养血行血；泽兰理气活血，兼利血分湿热，"治黄必治血，血行黄易却"；久病痰湿阻滞经脉可致瘀血，加泽兰，活血化痰祛瘀，不伤正气。

黄疸病的治疗理论源于《金匮要略》中关于黄疸的病因病机，即"脾色必黄，瘀热以行"，以利湿退黄为法。徐教授继承了关老的学术思想，善用"退黄三法"，活血、解毒、化痰贯穿始终。并重视扶助正气，组方中多重用黄芪，并根据疾病进展变化，酌情增减黄芪的量。根据疾病进展的不同阶段，治疗的侧重点不同，需要分清主次，方可获奇效。同时，黄疸病的治疗，一定要注意恢复期的巩固治疗，通过扶正增强机体抵御外邪的能力，防止"死灰复燃"，所以即使西医相关实验室指标已达到正常值，也要继续服药一段时间，这样疾病才不容易复发。

（丁　然）

第九节　不明原因黄疸

病案

于某，女，48岁，2017年1月14日初诊。

简要病史：患者1周前无明显诱因出现双目、周身皮肤及小便黄，偶有皮肤瘙痒，查肝功：ALT46.8IU/L，AST36.7IU/L，TBIL78.9μmol/L，DBIL35.9μmol/L，病毒性肝炎、自免肝抗体系列、腹部超声等检查未见明显异常，否认饮酒史，否认应用药物及保健品史。

刻下症：双目及周身皮肤黄染，偶有皮肤瘙痒，小便呈浓茶色，大便偏灰。舌红，苔黄腻，脉滑数。

西医诊断：高胆红素血症原因待查。

中医诊断：阳黄。

辨证：湿热内蕴。

治法：清热除湿退黄。

处方：茵陈10g，栀子10g，大黄6g，垂盆草10g，黄芩6g，杏仁10g，橘红10g，藿香10g，赤小豆6g，白蔻仁6g，丹皮10g，赤芍10g，泽泻10g，郁金10g。14剂，每日1剂，水煎温服，每次200mL，早晚分服。

二诊：患者服上方14剂后，患者诸症稍好转，舌红，苔黄腻，脉滑数。上方去大黄，加荷梗10g，金钱草30g，地肤子10g。14剂，每日1剂，水煎温服，每次200mL，早晚分服。

三诊：患者服上方14剂后双目及皮肤黄染逐渐减退，小便颜色转为淡黄，皮肤瘙痒症状亦较前缓解。复查肝功能：TBIL29.8μmol/L，DBIL13.2μmol/L。

按语：本例患者以身黄、目黄、小便黄为主要临床表现，属中医"黄疸"范畴。患者因感受湿热之邪，湿热阻滞，影响肝胆的疏泄，以致胆汁不循常道，溢于肌肤，故见身目发黄。舌红，苔黄腻，脉滑数，为湿热内蕴之象。本例患者初诊时为黄疸初期，正盛邪实阶段，故治疗以祛邪为主，处方以茵陈蒿汤加减清热利湿。徐教授治疗黄疸，沿用关老的学术思想："治黄必治血，血行黄易却"，以丹皮、赤芍凉血活血；"治黄需解毒，毒解黄易除"，以藿香、黄芩等化湿解毒，大黄通下解毒；

"治黄要治痰，痰化黄易散"，应用杏仁、橘红、郁金等。杏仁能够利肺气以通调水道；橘红行气化痰，除痰湿，和脾胃；郁金活血化痰。并佐以清热利湿、芳香化湿之品。复诊时，患者黄疸较前稍好转，仍以湿热为主，大黄服用日久恐伤正气，故去大黄，加用荷梗、金钱草以清热利湿。患者周身瘙痒，加用地肤子，以奏清热利湿止痒之效。后患者黄疸逐渐消退，皮肤瘙痒症状亦较前缓解。

在治疗黄疸过程中，首先要辨别阳黄阴黄。其次要根据疾病进展的不同阶段，治疗侧重点不同，需要分清主次：在黄疸初期，正盛邪实阶段，当集中药力以祛邪为主，随着疾病进展，如若发展至正虚邪实阶段，又当辅以扶正之品，疾病后期，正虚邪弱，则应以扶正为主，兼祛余邪，力争正复邪尽。在临床中如将关老"治黄必治血，血行黄易却""治黄需解毒，毒解黄易除""治黄要治痰，痰化黄易散"的临床经验加以运用，可取得更好的疗效。

（孙宁宁）

第十节　发　热

病案1

汤某，女，34岁，2016年1月20日初诊。

简要病史：患者2年前确诊为"急性病毒性肝炎"，经西医治疗后肝功能恢复正常，后反复出现午后低热，体温波动在37～38℃之间，伴有乏力，纳差，就诊于当地医院，行多种检查未确定发热原因，经治疗后未见缓解。

刻下症：午后低热，乏力，纳差，小便调，大便正常。舌红，苔薄白，脉细弦。

西医诊断：发热原因待查。

中医诊断：内伤发热。

辨证：阴虚血热，肝郁脾虚。

治法：滋阴凉血，兼以疏肝健脾。

处方：青蒿 10g，鳖甲 10g，地骨皮 10g，党参 10g，丹皮 10g，焦白术 10g，盐知母 10g，生地黄 15g，醋柴胡 10g，赤白芍 10g，白茅根 10g，生甘草 10g。14 剂，每日 1 剂，水煎温服，每次 200mL，早晚分服。

2016 年 2 月 4 日二诊：患者服上方 14 后复诊，药后自觉低热症状缓解，乏力较前减轻，因患者有腰酸、肝区痛，于前方加用沙参、续断、木瓜。

服用 1 月余后症状消失。

按语： 本案例为急性病毒性肝炎治疗后出现的发热，急性病毒性肝炎在发病早期往往会有高热的表现，本案例患者在 2 年前确诊为"急性病毒性肝炎"，经治疗后肝功能恢复正常，但遗留有反复午后低热这一症状，考虑为热病后期，余热未清，阴虚邪伏。根据患者午后低热、乏力等症状、体征，中医辨证为阴虚血热。另患者乏力、纳差，脉细弦，考虑为肝郁脾虚之证。治疗选用清骨散加减。方中鳖甲咸寒，直入阴分，滋阴退热，入络搜邪；青蒿苦辛而寒，其气芳香，清中有透散之力，清热透络，引邪外出。两药相配，滋阴清热，内清外透，使阴分伏热有外达之机，共为君药。即如吴瑭自释："此方有先入后出之妙，青蒿不能直入阴分，有鳖甲领之入也；鳖甲不能独出阳分，有青蒿领之出也。"生地黄甘寒，滋阴凉血，知母苦寒质润，滋阴降火，共助鳖甲以养阴液、退虚热，为臣药。丹皮辛苦性凉，泄血中伏火，以助青蒿清透阴分伏热，为佐药。诸药合用，共奏养阴透热之功。方中在滋阴清热之中不忘顾护脾胃中州，加用党参、白术、柴胡、白芍等健脾疏肝。地骨皮退虚热，白茅根、生甘草凉血益气。全方体现了徐春军教授在临证中对气血辨证和中州理论的应用。

（李晓玲）

病案 2

李某，男，34 岁，2017 年 11 月 14 日初诊。

简要病史：患者自诉无明显诱因出现发热 1 月余，体温波动在 37.5～38℃，每于下午 2～3 点发热明显。

刻下症：乏力，手足心热，心烦，失眠多梦，盗汗明显，口干，咽痛。舌红，苔少，脉细数。

辅助检查：血尿便、C 反应蛋白、肺 CT 等检查未见明显异常。

西医诊断：发热原因待查。

中医诊断：内伤发热。

辨证：阴虚内热。

治法：滋阴清热。

处方：桑白皮 10g，野菊花 10g，丹皮 10g，赤芍 10g，生地黄 10g，玄参 30g，生石膏 30g，盐知母 10g，盐黄柏 10g，秦艽 10g，焦三仙 30g，苦杏仁 10g，桂枝 10g。14 剂，每日 1 剂，水煎温服，每次 200mL，早晚分服。

二诊：服用上方 14 剂后，乏力症状较之前缓解，心烦、盗汗减轻，大便略干，舌淡红，苔白，脉弦细。

处方：桑白皮 10g，野菊花 10g，丹皮 10g，赤芍 10g，生地黄 10g，玄参 30g，生石膏 30g，盐知母 10g，盐黄柏 10g，秦艽 10g，焦三仙 30g，桂枝 10g，瓜蒌 10g，前胡 10g。14 剂，每日 1 剂，水煎温服，每次 200mL，早晚分服。

随访患者两个月，患者未再出现发热。

按语： 初诊时，患者病属内伤发热，辨证为阴虚内热。内伤发热的发病与情志因素、饮食劳倦及久病体虚等因素密切相关。内伤发热以内伤为病因，以脏腑功能失调，气、血、阴、阳失衡为基本病机，以发热为主要临床表现。《素问·调经论》云："阳虚则外寒，阴虚则内热，阳盛则外热，阴盛则外寒。"而现代社会，生活节奏快，工作压力大，本例患者因长期从事 IT 工作，需长期伏案工作，经常熬夜上网，长此以往，耗伤气阴，阴虚阳盛，虚火内盛，阴不制阳，阳气外浮，故常见午后发热。阴虚火旺，扰乱心神，故见心烦、失眠多梦。虚火耗伤阴液，出现盗汗。津液亏虚，津不上承，故口燥咽干。方中用生地黄，滋养肝肾，其阴中有微阳，清肝凉血，滋阴养血；玄参属阴，苦咸沉下，滋养阴精，滋阴抑火，利咽；赤芍味苦能泄，清热凉血，性寒，能解热烦；丹皮性微凉，泄阴中之火，推陈致新，滋阴养血；杏仁性凉，散结破气，润大肠结燥；桑白皮性平，疏气透热，皮主走表，治肌肤邪热；桂枝，味辛甘，辛能解肌，甘能实表；野菊花性凉，能升能降，清热疏风，平肝潜阳；石膏性凉主降，能清内郁之热，且能止渴；知母味微苦略辛，滋养肾水，生津除热；黄柏味苦性寒，主降阴火；秦艽微苦微辛，性凉，润燥和血。方中多用性凉、苦寒药，同时慢性病日久耗伤胃气，故用焦三仙顾护脾胃。复诊时，乏力、盗汗等症状明显减轻，大便仍偏干，加瓜蒌润肠通便，增强清热之功。加前胡下气散热。阴虚型内伤发热一般起病较缓慢，病程较长，一般以低热为多，一般以知母、黄柏、秦艽等退虚热药为主，生地黄、玄参等滋阴清热为辅，佐以丹皮、赤芍等清热滋阴凉血，治疗以滋阴清热、滋阴潜阳为主。同时注意苦寒药不宜多用，一是伤脾胃，二是易化燥伤阴。本病的预防调护也同样重要，生活规律，起居有节，保持良好的心态，适当锻炼，正如《黄帝内经》所云："夫上古圣人之教下也，皆谓之虚邪贼风，避之有时，恬淡虚无，真气从之，精神内守，病安从来。"

（丁　然）

第十一节　头　痛

病案1

梁某，男，46岁，2017年12月10日初诊。

简要病史：患者9年前劳累后出现头痛，以前额痛为主，间断发作，未系统治疗。近1年来发作频繁，于外院诊断为"血管性头痛"，为求中医治疗，就诊于徐春军教授门诊。

刻下症：持续性头痛，偶有头晕，无视物旋转，偶有间断耳鸣，无恶心呕吐，心烦，失眠，自觉下肢酸软，纳可，眠差，二便调。舌红瘦，苔白腻，脉弦细。

西医诊断：血管性头痛。

中医诊断：头痛。

辨证：阴血亏虚，肝阳上亢。

治法：滋阴养血，降逆潜阳。

处方：当归10g，白芍10g，生地黄10g，川芎10g，旋覆花10g（包），代赭石10g（先煎），珍珠母30g（先煎），全蝎3g，钩藤10g，首乌藤30g，泽兰15g，香附30g，生甘草10g。

7 剂，每日 1 剂，水煎温服，每次 200mL，早晚分服。

患者服上方 7 剂后头痛由持续性转为间歇性，前方去泽兰、香附，加菊花、木瓜、石斛、枸杞，再服 14 剂，症状消失。

按语：头痛一症首现于《黄帝内经》，称其为"首风""脑风"，并记载了"首风"和"脑风"的临床特征。故血管性头痛在中医学中归属"首风""脑风""头风"等病范畴。肝阳上亢证为血管性头痛诸多证候中临床最常见的。《素问·至真要大论》言："诸风掉眩，皆属于肝。"并强调肝脏在发病机制中的重要作用。因于肝者，多因情志不遂，郁而化火，上扰清窍，或肝肾阴虚，阴不涵阳，肝阳上亢，上扰清窍，发为头痛。该患者头痛，偶有头晕，伴有耳鸣，自觉下肢酸软，是下虚上实之象。患者肝肾之精亏虚，不能柔润筋骨，故可见下肢酸软。肝肾阴虚，阴不涵阳，肝阳上亢，上扰清窍，则发为头痛。阴血不足，不能养心神，故可见心烦失眠等症。查其舌脉，舌红瘦，脉弦细，舌脉证相符。故治疗宜滋阴以潜阳，仿张锡纯之镇肝息风汤。因患者苔白腻，有痰湿之象，不宜用天冬、龟甲等滋腻之品，故以四物汤、首乌藤、生甘草滋养阴血，此为治本。旋覆花、代赭石、珍珠母、钩藤均为降逆潜阳之药，其共同作用，以使浮亢之肝阳得以潜降，此为治标。患者头痛日久，久痛入络，非配伍活血通络之药物不可达其病所。络病学说的提出首先应当归功于清代名医叶天士，叶天士在《临证指南医案》中多次言道："初病在经，久病入络，以经主气，络主血。""初为气结在经，久则血伤入络。""病久痛久则入血络。"徐春军教授吸取叶天士之经验，凡遇到常年头痛、胃痛、肝区疼痛的患者，均结合久痛入络的思想，予虫类药通络活血，化瘀止痛，常用药物如蜈蚣、全蝎、地龙、土鳖虫等。此案亦加入全蝎以除头痛之顽疾。香附疏肝理气，以助气机运行之通畅，使上逆之气血易于潜降。泽兰活血利水。全方标本兼顾，加以虫类药以除顽疾，故患者服7剂后症状有所减轻，后加枸杞子、石斛、木瓜等柔肝养肝之品，滋养肝肾，滋阴以固本，后患者症状基本消失。

（罗明理）

病案2

秦某，女，13岁，2018年5月9日初诊。

简要病史：阵发性头痛3个月余，完善检查后诊断为"神经性头痛"。为求中医治疗就诊。

刻下症：间断头痛，疼痛性质为闷痛，伴昏沉感，情绪紧张及天气炎热时加重，两颧红，动则出汗，出汗后自觉虚弱心慌，纳少，眠浅，二便可。舌尖红，苔薄白，脉细弦。

西医诊断：神经性头痛。

中医诊断：头痛。

辨证：血虚肝旺。

处方：首乌藤30g，旋覆花10g（包），生赭石10g（先煎），当归10g，杭白芍10g，川芎10g，生地黄10g，生石膏30g，天麻10g，钩藤30g，石决明10g（先煎），怀牛膝15g，夏枯草10g，木瓜10g，羌活10g，全蝎5g。7剂，每日1剂，水煎温服，每次200mL，早晚分服。

2018年5月16日复诊：患者初次服药，次日大便次数多，为宿便，未觉不适，头痛较前缓解，仍觉汗多，入睡困难。脉细弦，舌淡红，苔薄白。上方去首乌藤、怀牛膝、生石膏，加酸枣仁30g，生黄芪30g，炒白术15g，防风10g。

2018年5月23日三诊：出汗较前减少，偶有多梦，舌尖略红,苔薄白,脉细。去生黄芪,加莲子心 10g。

2018 年 6 月 27 日四诊:头痛基本消失,余无特殊不适。上方去防风,加焦三仙 30g。巩固 1 周后停药。

按语:养血平肝汤是关老的经验方,徐春军教授多年来在临床使用,其疗效颇佳。本方养血平肝,散风止痛,标本兼施,颇为平和,用于治疗血虚肝旺证头痛。基础方为旋覆花 10g,生赭石 10g,生石膏 10g,首乌藤 30g,当归 10g,杭白芍 10g,川芎 10g,生地 10g,杭菊花 10g,木瓜 10g,香附 10g,甘草 10g。再根据临床具体情况随症加减。本方以养血而又活血的四物汤为主,取旋覆代赭汤的主药旋覆花、代赭石以平肝、降逆、疏气、化痰;佐以酸涩而温的木瓜以调和肝脾,且与白芍、甘草同伍,酸甘化阴,育阴缓解止痛;方中加入生石膏旨在有热可清,无热可平可降,与四物汤配伍相辅相成;另遣香附行气解郁;配川芎气血双调;用首乌藤以养阴安神;菊花清肝平肝。诸药合用,共奏养血平肝、活血化痰之效。若头痛日久,较为顽固,可加全蝎、地龙等搜风通络;血瘀刺痛者,加红花;属肝气上冲之头痛头晕者,加珍珠母、生石决明以镇潜之;急躁易怒,面红目赤,肝火较旺者,加钩藤、杭菊花,以清利头目;若腰膝酸软等肾虚者,可加续断、枸杞子、牛膝补肾气。本病患者为青少年,气血未盛,结合脉症,辨证为血虚肝旺,故以养血平肝汤为基础,结合兼症加减,历经两个月,头痛基本消失,自汗、眠差等情况也有改善。

(李 婷)

病案3

张某,女,23岁,2018 年 3 月 21 日初诊。

简要病史:患者半年前无明显诱因出现头痛,就诊于外院,检查头部 CT、MRI 及脑电图未见异常，诊断为"三叉神经痛"。为求中医治疗就诊。

刻下症：左侧头部胀痛，与体位改变及转颈无关，无恶心呕吐，无头晕，无视物旋转，无耳鸣耳聋，无明显加重或缓解因素，无心慌胸闷，无其余不适。月经正常，纳眠可，二便调。舌暗红，苔黄，脉弦细。

西医诊断：三叉神经痛。

中医诊断：头痛。

辨证：血热阻络，血虚肝旺。

治法：清热活血通络，兼以养血平肝。

处方：生石膏 30g，生决明 10g，当归 10g，白芍 10g，川芎 10g，熟地黄 10g，香附 10g，杭菊 10g，钩藤 10g，炒枣仁 15g，全蝎 6g，旋覆花 15g（包），生赭石 15g（先煎），首乌藤 10g，生甘草 10g。7 剂，每日 1 剂，水煎温服，每次 200mL，早晚分服。

二诊：患者服上方 7 剂后复诊，药后自觉头痛较前减轻，原方不变，继服 7 剂，每日 1 剂，水煎温服，每次 200mL，早晚分服。

按语：本患者为年轻女性，头痛半年，经检查无器质性病变，结合舌脉，考虑为血热阻络，血虚肝旺，故治疗以清热活血通络为主，以养血平肝汤加减。本方可以概括为"清""镇""通""养"四字。方中用生石膏、生石决明、杭菊清肝凉血，旋覆花、生赭石、钩藤镇肝息风，全蝎、川芎、香附通经络，活气血，四物汤加首乌藤养血补血活血，生甘草调和诸药。全方共奏清热活血通络、养血平肝之功。

（周　易）

病案4

邓某，女，61 岁，2016 年 10 月 11 日初诊。

简要病史：患者 1 个月前生气后出现头痛，前额部头痛为著，未予重视，头痛逐渐加重。现为求中医治疗就诊。

刻下症：头痛，前额部为著，无呕吐，时有头晕，时有心悸，眠差易醒，纳可，二便调。舌淡，苔薄黄，脉细弦。

西医诊断：头痛原因待查。

中医诊断：头痛。

辨证：血虚肝旺。

处方：当归 10g，生地黄 10g，白芍 10g，川芎 10g，生石膏 30g，生赭石 10g（先煎），旋覆花 10g（包），钩藤 30g，杏仁 10g，橘红 10g，白芷 10g，生石决明 30g（先煎），细辛 3g，炒枣仁 15g，木瓜 10g，全蝎 5g。14 剂，每日 1 剂，水煎温服，每次 200mL，早晚分服。

二诊：患者服上方 14 剂后复诊，头痛较前好转，仍眠差易醒，头晕、心悸较前好转，大便黏滞不爽。上方加槟榔 10g，远志 10g。14 剂，水煎温服，早晚分服。

三诊：患者服上方 14 剂后复诊，头痛、眠差、头晕、心悸、大便黏较前好转，自觉心情不畅，情绪低落，纳食量较前减少，上方去全蝎、细辛、槟榔、远志，加焦三仙 30g，萱草根 10g。14 剂，每日 1 剂，水煎温服。

服药 14 剂后患者诸症好转，暂停服药。

按语：内伤头痛常为气郁、血虚、阴亏、痰瘀互相夹杂导致。徐春军教授将头痛病机总结为虚、滞、痰、瘀四点，治疗上以养血平肝、活血化痰为基本治疗原则。方中钩藤、四物汤以养血息风、活血化瘀，四物汤又可柔肝平肝，补血活血，针对头痛的病机虚、瘀而治。用药独特之处，在于将生石膏与四物汤相配。生石膏清气分热，《药性赋》言"石膏治头痛，解肌而消烦渴"。生石膏治头痛，无论外热内热、虚热实热均可用，意在"有热可清，无热可平"，与四物汤配伍相辅相成。旋覆花功善下行，行水消痰，又长于平逆；生赭石为重镇降逆之要药，且有清火平肝、凉血之功。二药合用，有旋覆代赭汤之意，镇肝降逆，行血消痰。佐以杏、橘化痰，辛、芷、蝎通络止痛；助以石决明、枣仁、木瓜等。全方共奏养、清、平、镇之功。

（李牧婵）

第十二节　更年期综合征

病案1

李某，女，48岁，2013年1月29日初诊。

简要病史：乏力、耳鸣1个月余。患者近1个月无明显诱因出现乏力，阵发性耳鸣，体检未见明显异常。为求中医治疗就诊。

刻下症：乏力，阵发性头晕、耳鸣、心悸，目干，口干不欲饮，腹胀，纳差，大便干稀不调，入睡困难。查体：未见明显阳性体征。舌尖红，苔薄黄，脉细尺沉。

西医诊断：更年期综合征。

中医诊断：绝经前后诸症。

辨证：肝肾不足，虚实夹杂。

治法：补益肝肾，泻实补虚。

处方：党参10g，藿香10g，益母草10g，炒白术10g，黄芩10g，桃仁10g，枸杞子10g，酸枣仁30g，百合20g，熟地黄 15g，炒栀子 10g，红景天 6g，当归 10g，白芍 10g，薤白 10g。14 剂，每日 1 剂，水煎温服。

二诊：2 周后复诊，诸症减，咽干，咳嗽无痰。前方加锦灯笼 6g，继予 14 剂。

服后症瘥，未再复诊。

按语：妇女七七，月经从定期来潮过渡到断绝不来，从有生殖能力过渡到没有生殖能力，肾气与天癸、冲、任等从盛过渡到衰，有很大的变化，机体如不能很好地适应这种生理上的变化，便会出现一些症状。

传统观点认为，更年期综合征多以肾虚为主，有肾阴虚、肾阳虚之分，以肾阴虚为多见。徐春军教授认为，本病病机不仅在于肾脏，更在肝脏，因"女子以肝为先天"，且本证多有心、脾等脏的功能失调。《丹溪心法·六郁》言："气血冲和，百病不生，一有怫郁，诸病生焉。故人身之病，多生于郁。"肝藏血，主疏泄，具有调节血液的作用，主宰着妇女的月经，故肝脏在更年期综合征的病变中起主导作用。且在本病中亦应注意气血辨证，肾气渐衰，气血也因肾气衰弱而功能日趋紊乱，血滞成瘀，由此内生瘀血。故此病源于肾，发展于肝，累及心脾，常兼有瘀血内停。

如前所述，肾虚是更年期综合征的基本病理变化，肝肾阴虚是更年期综合征最多见证型，故滋补肝肾法亦是治疗本病的重要方法。同时还需注意调和肝、心、脾，活血通络。

因此调补肾阴阳使之恢复相对的平衡，是用药之关键。常用药物有熟地黄、枸杞子、山萸肉、鸡血藤、珍珠母、山药、淫羊藿等。从肝论治方面，虽更年期女子多有情志不遂等肝气郁滞之表现，但不提倡一味疏肝理气，通常柔肝养肝即可，常用药物如白芍、当归、酸枣仁、大枣等。若需疏肝理气，也应尽量避免柴胡、川楝子等，以防行气太过，耗伤肝阴，常用夏枯草、香附、郁金、陈皮、玫瑰花等。

本例患者中医辨证属肝肾阴虚，同时症见纳差、心悸等累及心脾之症，故方用熟地黄、枸杞子滋补肝肾；酸枣仁、当归、白芍酸甘养肝；党参、白术健脾，藿香醒脾；百合、黄芩、栀子清心火，薤白振心阳，寒热并用，共奏调和阴阳、养心除悸之效；益母草、红景天、桃仁活血化瘀。诸药合用，共奏滋补肝肾、调和心脾、活血化瘀之效。

（王　琮）

第十三节　咳　嗽

病案1

王某，女，66岁，2011年3月1日初诊。

简要病史：患者1月前无明显诱因出现咳嗽，为求中医治疗就诊。

刻下症：阵发咳嗽，少痰，咳引胁痛，口干口苦，无发热，无胸痛，无咽痒，无自汗盗汗，腹胀，大便量少，纳眠如常。未见明显阳性体征。舌红，苔根黄，脉弦。

西医诊断：咳嗽原因待查。

中医诊断：咳嗽。

辨证：阴虚肺热，肝郁化火。

治法：养阴清肺，疏肝祛火。

处方：野菊花10g，薄荷3g，生地黄10g，玄参20g，丹皮10g，霍石斛10g，槟榔10g，紫菀10g，款冬花10g，桔梗

10g，锦灯笼 6g，僵蚕 10g，麦冬 15g，杏仁 10g，天花粉 10g，柴胡 9g。7 剂，每日 1 剂，水煎 400mL，分两次服。

7 剂后咳嗽症减。

按语： 发作 3～8 周的咳嗽通常被称为亚急性咳嗽，属中医"顽咳""久咳"范畴。

咳嗽早期多偏重于外感咳嗽，其病机主要是风邪犯肺，肺气失宣；咳嗽日久，尽管表证已解，但风邪未尽，肺气宣降失司，郁久化热，灼伤肺阴。且五脏之中，在气机方面与肺关系最为密切者莫过于肝，在五行中，肺金与肝木互相制约，而不使其太过，若肺气虚致木旺侮金，金不制木，从而出现木侮金的现象。临床常见三种类型：①少阳不和，肝气犯肺：症见咳痰喘嗽，可伴有寒热往来、口苦咽干、胸胁苦满等少阳经证，治疗时宜和解少阳，疏肝理气，宣降肺气，常用柴胡、香附、郁金、陈皮等。②肝经火旺，木火刑金：症见咳嗽阵作，咳痰不爽，面红目赤，胸胁隐痛，心烦易怒，口苦口干，舌红苔黄，脉弦数等，当治以清肝泄热，化痰止咳，清肝火多用菊花、小蓟、草河车、夏枯草、薄荷、荷叶等轻清去火之品。③肝阴亏虚，虚火犯肺：症见阵发干咳少痰，多由情志不遂引发，伴胸胁胀满，头晕失眠，口燥咽干，手足心热，腰膝酸软，苔薄少津，脉弦细数等，常用麦冬、百合、玄参、天花粉、石斛等。同时，久咳还要注意疏通肺络，风寒、痰浊日久阻塞经脉，使肺络不通，肺失宣降，发为咳喘，治疗时勿忘通经，常用辛温之品，以虫类药效果为佳，如僵蚕、地龙、蝉衣、全蝎、蜈蚣等，不仅通络，还可祛风，对久咳有较好疗效。

本患者咳嗽病位在肺，症见咳引胁痛、口干口苦等病及肝脏之象，故治以养阴清肺，疏肝祛火。方用柴胡、薄荷疏肝理气，同时祛风解表，以防外感风邪未清；玄参、石斛、款冬花、锦灯笼、麦冬、天花粉、杏仁清肺火，滋肺阴，润肺止咳，同时生地黄、石斛滋肾阴，以固肾止咳，生水之源；桔梗、紫菀理气止咳；野菊花清肝经实火；丹皮清血分余热；僵蚕为虫类药，用于久咳，可疏通经络，助肺气机宣降顺畅。诸药合用，共奏止咳之效。

（王　琮）

第十四节　慢性胃炎

病案

关某，女，36岁，2016年4月6日初诊。

简要病史：患者二十余年前进食过饱后出现上腹胀痛，伴嗳气，休息后上腹胀痛可自行好转，未予诊治，此后每因饱食后或无明显诱因则上腹胀痛间作。行胃镜检查后诊断为"慢性浅表性胃炎"，未予治疗。1周前患者无明显诱因出现上腹胀痛加重，不能自行缓解。为求中医治疗就诊于徐春军教授门诊。

刻下症：上腹胀痛，进食后加重，时有嗳气，无明显反酸，口黏，纳食量少，眠欠安，大便质黏，每日一行，自觉大便不净，小便调。舌淡胖，边有齿痕，苔白腻，脉细。

西医诊断：慢性胃炎。

中医诊断：胃脘痛。

辨证：脾胃虚弱，气滞湿困。

治法：行气健脾，化湿醒脾。

处方：旋覆花10g（包），生赭石10g（先煎），丹参10g，檀香10g，砂仁6g，当归10g，白芍10g，杏仁10g，橘红10g，炒白术 10g，黄芩 10g，瓜蒌 10g，苏梗 10g，枳实 10g，佩兰 10g，槟榔 10g。14 剂，每日 1 剂，水煎 400mL，每次 200mL，早晚分服。

二诊：患者服上方 14 剂后复诊，上腹胀痛、嗳气较前好转，大便日行 3～4 次，仍黏滞不爽，仍觉口中黏腻，纳食量较前略有增加，眠欠安，小便调。舌脉同前。上方去瓜蒌，14 剂，每日 1 剂，水煎 400mL，每次 200mL，早晚分服。

三诊：患者服上方 14 剂后复诊，无明显上腹胀痛，无明显嗳气，大便黏滞不爽较前好转，日行一次，口中黏腻较前好转，上方去枳实、槟榔。

继服 14 剂后患者无明显不适，遂停药。停药后症状未见复发。

按语： 徐春军教授治疗上腹部慢性疼痛常用丹参饮合旋覆代赭汤化裁。丹参饮来源于《时方歌括》卷下，由丹参、檀香、砂仁三味药组成，以心胃诸痛，兼胸闷脘痞为证治要点，为化瘀行气止痛之良方，无明显血瘀表现者亦可小剂量应用。患者上腹胀痛间作二十余年，病程长，久病入络，故用丹参饮以化瘀行气止痛。旋覆代赭汤出自《伤寒论》，为治疗胃虚痰阻气逆常用方，以心下痞硬、嗳气频作、苔白腻为辨证要点。旋覆花性温而能下气消痰，降逆止嗳，配以生赭石重而沉降，善镇冲逆，二药相配，理气消胀。方中佩兰芳香化湿；槟榔、枳实理气力大，重在除胀；杏仁苦温，能散能降；橘红辛温散结，为理气要药；苏梗行气，共奏理气消胀之功。黄芩清热，白术健脾。徐春军教授继承其师关幼波教授学术思想，在治疗疾病过程中注重调理气血，方中当归、白芍既养血活血，又具通便之功，瓜蒌利气散结，兼有通便之功。通便药配以化湿药共同改善大便质黏、大便不净症状。患者服药后出现大便次数过多，考虑通便力量过猛，故去掉瓜蒌。后患者大便黏腻不爽症状好转，故去掉枳实、槟榔。经治疗，患者症状较前明显好转，治疗效果甚佳。

（李牧婵）

第十五节　便　秘

病案

王某，男，44岁，2011年3月8日初诊。

简要病史：发现脂肪肝1年余，便秘1个月。1年余前体检时发现中度脂肪肝，肝功能正常，未诊治，既往无长期大量饮酒史。近1个月大便难解。为求中医诊治就诊。

刻下症：便干难解，5～7天一行，乏力，自汗，两胁胀闷，食后明显，食欲减退，口苦，纳少，入睡困难，多梦，小便黄。未见明显阳性体征。舌红，苔黄腻，脉细弦。

西医诊断：肠道功能紊乱。

中医诊断：便秘。

辨证：湿热秘，兼阴虚肠燥。

治法：清热利湿，滋阴润燥。

处方：茵陈30g，白芥子10g，决明子10g，生白术15g，当归20g，郁金10g，虎杖10g，槟榔10g，火麻仁10g，远志10g，炒栀子10g，泽泻10g。7剂，每日1剂，水煎400mL，分两次服，每次200mL。

清淡饮食，禁酒，适量运动。

二诊：1周后复诊，患者诉轻度乏力，腹胀、纳差明显减轻，小便色黄，大便2天一行。舌红苔黄，脉弦。前方加用生黄芪30g，继予14剂。

三诊：2周后复诊，乏力、腹胀明显减轻，纳食如常，小便色淡黄，大便每天1次。舌红，苔薄黄，脉弦。嘱患者定期复查，不适随诊。

按语： 宋代严用和《济生方》中对便秘有经典五分类法，即"夫五秘者，风秘、气秘、湿秘、寒秘、热秘"，并进一步指出："摄养乖理，三焦气涩，运掉不得，于是乎壅结于肠胃之间，遂成五秘之患。"现代人饮食结构大有变化，多喜肥甘厚味，嗜酒吸烟，在这样的生活习惯影响下，肥胖、代谢综合征、脂肪肝等患者逐渐增多，而这样的生活习惯，极易引起胃肠运化失常，糟粕内停，痰湿留滞，湿热互结，而致湿热便秘。受大便干结的影响，临床辨证施治中容易忽视湿热的存在，一味润肠通便，而不重视祛湿治疗。

对于湿热导致的便秘，核心治法应以运脾化湿、行气导滞为主，《叶氏医案存真》云："热从湿中而起，湿不去则热不除也。"即提示在化湿清热治疗中，须注重分解湿热，使湿去热孤则易消解。湿性黏腻厚浊，易滞留体内，胶着不化，且热处湿中，如油入面，易使病势缠绵不解，故治当利湿为先。湿秘其实也是脾虚的一种表现，当然这种脾虚与古代有异，是因实致虚，即长期过食肥甘厚腻之品生湿，妨碍后天之本脾胃受纳运化水谷精微的能力，湿邪困阻大肠，则表现为大便不畅。临床用药应注意以下几点：①辨别湿热所在部位，根据部位加用祛湿药。湿热便秘之湿热多偏于中下二焦，症见小便短赤、肛门灼热、里急后重等，可于方剂中配伍利湿药，如白茅根、生薏米、泽泻等。若症见恶心、厌油腻、纳呆、身重乏力等湿热偏于中上焦的表现，可于方剂中配伍芳香化湿药，如佩兰、陈皮、苍术等。②辅以清热通腑之药，如虎杖、大黄等。③肺与大肠相表里，故治秘勿忘理肺。前人有"开上窍以通下窍""提壶揭盖"之法，可用白芥子、陈皮、枇杷叶等宣降肺气以通便结。④治秘勿忘健脾。古人曾用生白术治便秘，少则 30～60g，多则 80～120g。白术之所以能通便，著名医学家陈士铎在《石室秘录》中曾指出："白术上利胃而下健脾，且能祛湿以生肾。有此大功，则大小便得脾肾之气而能开能合。"此或可借鉴。

本患者辨证属湿热秘，兼有阴虚肠燥之象，故用茵陈、虎杖清热祛湿，泽泻利湿；决明子、当归、火麻仁润肠通便；槟榔、郁金行气通腑；白芥子宣肺气以通利大肠；患者虽属实证，却已见乏力、自汗等湿浊困脾之表现，故加用生白术健脾，一则助大便通畅，二则祛湿以健脾；栀子、远志清心火、安神。诸药合用，共奏清热祛湿、润肠通便之效。

（王　琮）